T0209017

essentials

essentials liefern aktuelles Wissen in konzentrierter Form. Die Essenz dessen, worauf es als „State-of-the-Art" in der gegenwärtigen Fachdiskussion oder in der Praxis ankommt. *essentials* informieren schnell, unkompliziert und verständlich

- als Einführung in ein aktuelles Thema aus Ihrem Fachgebiet
- als Einstieg in ein für Sie noch unbekanntes Themenfeld
- als Einblick, um zum Thema mitreden zu können

Die Bücher in elektronischer und gedruckter Form bringen das Expertenwissen von Springer-Fachautoren kompakt zur Darstellung. Sie sind besonders für die Nutzung als eBook auf Tablet-PCs, eBook-Readern und Smartphones geeignet. *essentials:* Wissensbausteine aus den Wirtschafts-, Sozial- und Geisteswissenschaften, aus Technik und Naturwissenschaften sowie aus Medizin, Psychologie und Gesundheitsberufen. Von renommierten Autoren aller Springer-Verlagsmarken.

Weitere Bände in der Reihe http://www.springer.com/series/13088

Meinhard Kieser

Fallzahlberechnung in der medizinischen Forschung

Eine Einführung für Mediziner und Biostatistiker

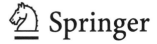 Springer

Meinhard Kieser
Heidelberg, Deutschland

ISSN 2197-6708   ISSN 2197-6716   (electronic)
essentials
ISBN 978-3-658-20739-7   ISBN 978-3-658-20740-3   (eBook)
https://doi.org/10.1007/978-3-658-20740-3

Die Deutsche Nationalbibliothek verzeichnet diese Publikation in der Deutschen Nationalbiblio-
grafie; detaillierte bibliografische Daten sind im Internet über http://dnb.d-nb.de abrufbar.

Gedruckt auf säurefreiem und chlorfrei gebleichtem Papier

Springer ist Teil von Springer Nature
Die eingetragene Gesellschaft ist Springer Fachmedien Wiesbaden GmbH
Die Anschrift der Gesellschaft ist: Abraham-Lincoln-Str. 46, 65189 Wiesbaden, Germany

Was Sie in diesem *essential* finden können

- Anwendungsbeispiele aus der medizinischen Forschung
- Prinzip des statistischen Tests und der Fallzahlberechnung
- Fallzahlberechnung für normalverteilte Zielgrößen
- Fallzahlberechnung für binäre Zielgrößen
- Ausblick auf Methoden zur Fallzahlberechnung in anderen Anwendungssituationen
- Aspekte, die man bei der Fallzahlberechnung berücksichtigen sollte

Vorwort

Für medizinische Forschungsprojekte ist die korrekte Berechnung der Fallzahl essentiell. Erkenntnisgewinn kann aus einer Studie nur dann erwachsen, wenn der Stichprobenumfang ausreichend groß ist. Gleichzeitig ist es aus ethischer und ökonomischer Sicht geboten, dass die Fallzahl nicht höher als notwendig gewählt wird. Es ist deshalb nicht verwunderlich, dass die Festlegung der Fallzahl eines der am häufigsten nachgefragten Themen bei der biostatistischen Beratung und ein wichtiger Aspekt bei der Beurteilung von Studien durch Ethikkommissionen ist.

Dieses *essential* gibt eine kompakte Einführung in die Methodik der Fallzahlberechnung. Für die in der Praxis am häufigsten auftretenden Anwendungssituationen – Gruppen-Vergleiche mit Unterschieds- oder Überlegenheits-Fragestellungen bei normalverteilter und binärer Zielgröße – werden die Methoden zur Fallzahlberechnung hergeleitet, erläutert und an realen Studienbeispielen illustriert. Darüber hinaus wird ein allgemeiner Rahmen für die Fallzahlberechnung beschrieben, aus dem diese Verfahren als Spezialfälle eines universellen Vorgehens resultieren. Weiterhin werden Aspekte, die kontext-unabhängig bei der Fallzahlplanung zu berücksichtigen sind, beschrieben. In einem Ausblick werden weitere spezielle Fallzahlberechnungs-Methoden, die im Rahmen dieses Buches nicht behandelt werden können, skizziert. Durch dieses inhaltliche Spektrum können sowohl anwendungsorientierte Praktiker von dem Buch profitieren als auch Biostatistiker, die mit den Grundlagen der Fallzahlberechnung bereits vertraut sind, sich aber (auch) für die theoretischen Hintergründe und das die zahlreichen spezifischen Methoden Verbindende interessieren.

Zum Gelingen dieses Buches haben viele beigetragen. Besonderen Dank schulde ich Dr. Katrin Jensen für die zahlreichen wertvollen Diskussionen und Hinweise, Dr. Anja Sander, Dr. Lorenz Uhlmann, Kevin Kunzmann und Daniel Goseberg für die Unterstützung bei Berechnungen und bei der Erstellung von Grafiken und Birgit Schleweis und Andrea Wendel für die sorgfältige Erstellung des Manuskriptes. Die Berechnungen zum Fisher-Boschloo-Test wurden mit einem SAS-Macro durchgeführt, das Prof. Stefan Wellek freundlicherweise hierfür zur Verfügung gestellt hat. Der Inhalt des Buchs speist sich zu großen Teilen aus Kursen, die ich im Rahmen des berufsbegleitenden Masterstudiengangs „Medical Biometry/Biostatistics", der vom Institut für Medizinische Biometrie und Informatik (IMBI) der Universität Heidelberg durchgeführt wird, abgehalten habe. Von den Diskussionen mit den Studierenden hat das Buch ebenso profitiert wie von der aufmerksamen Durchsicht von Entwurfsfassungen des Buchmanuskriptes durch Kolleginnen und Kollegen des IMBI. Das Buch wäre nicht entstanden ohne die Unterstützung durch meine Frau Yvonne, der ich für ihre immerwährende Geduld und die wie immer perfekte Balance von Ansporn und Ablenkung sehr danke.

Heidelberg, Deutschland   Meinhard Kieser
Im Dezember 2017

Inhaltsverzeichnis

Einleitung 1

Ein medizinisches Forschungsprojekt ähnelt in vielen Aspekten einer Expedition. Am Anfang steht der Drang, in bislang unbekannte Bereiche vorzustoßen und offene Fragen zu klären. Um die Herausforderung zu meistern, bedarf es in beiden Fällen eines interdisziplinären Teams, bei dem alle Mitglieder über hervorragende Sachkenntnis, großes Engagement und außergewöhnliches Durchhaltevermögen verfügen müssen. Und noch etwas haben Expedition und medizinisches Forschungsprojekt gemeinsam: Ist das Vorhaben abgeschlossen, so richtet sich die Aufmerksamkeit in aller Regel auf das am Ende Erreichte. All die Überlegungen, die in der Planungsphase angestellt wurden, und die ausgeklügelten Vorbereitungen, ohne die die Unternehmung gar nicht erst möglich oder im Verlauf zum Scheitern verurteilt gewesen wäre, sind in den Hintergrund getreten oder bereits vergessen und werden nicht mehr thematisiert. Dazu passt der Befund, dass die Biostatistik im Kontext medizinischer Forschungsprojekte häufig ausschließlich mit der Durchführung der Auswertung assoziiert wird. Dies ist zwar zweifellos ein wesentlicher Beitrag, der jedoch nur dann seine volle Wirkung entfalten kann, wenn bei der Planung des Vorhabens sichergestellt wurde, dass überhaupt ein Erkenntnisgewinn im Hinblick auf die Fragestellung erwachsen kann. In diesem Zusammenhang spielt die korrekte Bestimmung der notwendigen Fallzahl eine entscheidende Rolle. Ist die Fallzahl zu klein gewählt, so ist die Chance, das Forschungsziel zu erreichen, geringer als vorgesehen. Ist die Fallzahl größer als notwendig, so werden unnötig viele Patienten studienbezogenen Maßnahmen unterzogen, das Forschungsvorhaben dauert länger und benötigt höhere Ressourcen; manche Projekte erweisen sich bei zu hoher notwendiger Fallzahl sogar als nicht durchführbar, und die zugrunde liegende Forschungsfrage muss deshalb unbeantwortet bleiben. Beides, die Wahl einer zu niedrigen und einer zu hohen Fallzahl, ist deshalb aus ethischer, wissenschaftlicher und ökonomischer Sicht in hohem Maße kritikwürdig.

© Springer Fachmedien Wiesbaden GmbH 2018   1
M. Kieser, *Fallzahlberechnung in der medizinischen Forschung,*
essentials, https://doi.org/10.1007/978-3-658-20740-3_1

In der biostatistischen Beratungspraxis ist eine der häufigsten Fragen, wie groß die Fallzahl denn sein müsse. Naturgemäß ist eine universell gültige Antwort nicht möglich. Vielmehr ist die Methode zur Berechnung der Fallzahl spezifisch für die Art der Fragestellung, das Studiendesign und das Skalierungsniveau der zu analysierenden Variablen. Ein umfassender Überblick über die Breite des verfügbaren Methodenspektrums kann im Rahmen der *essentials*-Buchreihe nicht gegeben werden. Vielmehr wird zum einen das grundsätzliche Prinzip der Fallzahlberechnung in einem recht allgemeinen Rahmen dargestellt (Kap. 3). Mit diesem Rüstzeug wird die Voraussetzung zu einem fundierten Verständnis der grundlegenden Zusammenhänge und des gemeinsamen Kerns der spezifischen Methoden geschaffen. Strikt anwendungsorientierte Leser können dieses Kapitel (zunächst) auslassen und sich den folgenden zuwenden. Dort werden, dem zweiten Ziel des Buchs folgend, die Methoden zur Fallzahlberechnung für wichtige Anwendungsgebiete hergeleitet und erläutert: den Test auf Unterschied bzw. Überlegenheit im Zwei-Gruppen-Vergleich bei normalverteilter (Kap. 4) und binärer (Kap. 5) Zielgröße sowie Mehr-Gruppen-Vergleiche bei normalverteilter und binärer Zielgröße (Kap. 6). Die Anwendung dieser Methoden wird anhand zweier realer Studienbeispiele illustriert, die in Kap. 2 eingeführt werden. Kap. 7 behandelt generelle Aspekte, die unabhängig von der speziellen Anwendungssituation bei der Fallzahlberechnung zu beachten sind. In einem Ausblick (Kap. 8) werden Hinweise auf Methoden für Design-Situationen gegeben, die in diesem Buch nicht behandelt werden können.

2.1   Die ChroPac-Studie

Die chronische Entzündung der Bauchspeicheldrüse (Pankreas) tritt in den westlichen Industrieländern mit zunehmender Häufigkeit auf. Typische Symptome sind Schmerzen im Oberbauch und Gewichtsverlust, unter Umständen auch Diabetes mellitus. Mit einer operativen Behandlung kann der entzündete Bauchspeicheldrüsenkopf entfernt werden, womit der Schmerz beseitigt und eine deutliche Verbesserung der Lebensqualität erzielt werden kann. Etablierte Operationsverfahren sind die Duodenum-erhaltende Pankreaskopfresektion und die partielle Pankreatoduodenektomie; bei letzterer wird der gesamte Pankreaskopf mitsamt dem daran angrenzenden Zwölffingerdarm (Duodenum) entfernt. Die ChroPac-Studie (Diener et al. 2010, 2017) wurde durchgeführt, um zu klären, welche der beiden Operationsverfahren vorteilhaft ist. Im Fokus stand dabei die Lebensqualität der Patienten im Zeitfenster von 2 Jahren nach der Operation. Hierfür beantworteten die Patienten präoperativ sowie 6, 12 und 24 Monate nach Operation den EORTC QLQ-C30 Fragebogen, der aus 30 Fragen besteht, welche zu Skalen zusammengefasst werden können. Die primäre Fragestellung der ChroPac-Studie bezog sich auf die Skala „körperliche Funktionsfähigkeit", die aus 5 Fragen besteht und mit der das Ausmaß der Belastbarkeit im Alltag erhoben wurde. Als Zielgröße war der Mittelwert dieser Skala über die drei postoperativen Messzeitpunkte definiert. Daneben wurden zahlreiche weitere Daten zur Operation (z. B. die Operationszeit und der intraoperative Blutverlust) und zum postoperativen Verlauf (z. B. das Auftreten von Diabetes mellitus und das Gewicht) erhoben. Nach Einschluss der Patienten in die Studie wurden diese per Zufallsverfahren (sogenannte Randomisierung) zu gleichen Teilen den beiden Operationsverfahren zugewiesen. Um bewusste oder unbewusste Einflüsse auf das Untersuchungsergebnis auszuschließen, wusste weder der Patient

© Springer Fachmedien Wiesbaden GmbH 2018   3
M. Kieser, *Fallzahlberechnung in der medizinischen Forschung*,
essentials, https://doi.org/10.1007/978-3-658-20740-3_2

noch der nach der Operation versorgende Arzt vor Abschluss der Studie, mit welchem Verfahren operiert wurde (sogenannte Verblindung). Da das primäre Ziel der ChroPac-Studie der Nachweis eines Unterschiedes zwischen den beiden Operationsverfahren bezüglich des Mittelwertes der funktionellen Skala des EORTC QLQ-C30 Fragebogens im Zeitfenster 24 Monate nach Operation war, basiert die Fallzahlberechnung auf dieser Variablen. Der Wertebereich liegt zwischen 0 und 100, wobei hohe Werte einem hohen Ausmaß an Funktionalität entsprechen. Ein Unterschied von 10 Punkten wird in der Literatur als für den Patienten relevant erachtet (King 1996; Osoba et al. 1998; Maringwa et al. 2011), und in vorangegangenen Studien wurden Standardabweichungen von etwa 20 Punkten beobachtet. Falls der mittlere postoperative Wert der funktionellen Skala des EORTC QLQ-C30 Fragebogens für die beiden Operationsmethoden tatsächlich gleich ist, sollte der statistische Test mit einer Wahrscheinlichkeit von höchstens 5 % fälschlicherweise einen Unterschied indizieren. Wenn dagegen tatsächlich ein Unterschied im oben spezifizierten Ausmaß besteht, so sollte dieser mit einer Wahrscheinlichkeit von mindestens 80 % detektiert werden. Dies waren die Ausgangsvoraussetzungen bei der Planung der Studie, und es stellte sich die Frage, wie groß die notwendige Fallzahl ist.

2.2   Die Parkinson-Studie

Morbus Parkinson ist eine der häufigsten Erkrankungen des Nervensystems. Charakteristische Symptome sind in Ruhe oder unter Anspannung auftretendes Zittern, Verlangsamung der Bewegungsabläufe, beispielsweise in der Gestik und Mimik oder beim Sprechen, sowie eine angespannte, steife Muskulatur. Parkinson geht mit einem Mangel des Botenstoffs Dopamin einher, was ein Ansatzpunkt für die Therapie ist: Durch ein Ausgleichen des Mangels an Dopamin kann Parkinson zwar nicht geheilt, aber die Beschwerden können gelindert werden. In der Studie von Jankovic et al. (2007) sollte die Wirksamkeit des non-ergolinen Dopaminagonisten Rotigotin bei Parkinson-Patienten im Frühstadium nachgewiesen werden. Der Wirkstoff wird hier mittels eines transdermalen Pflasters kontinuierlich freigesetzt, was gegenüber einer oralen Einnahme vorteilhaft ist. Die Studie verglich diese Behandlung mit einem transdermalen Pflaster, das keinen aktiven Wirkstoff freisetzt (Placebo). Sowohl der Patient als auch der behandelnde Arzt kannten die tatsächliche Behandlung nicht. Die Zuweisung der Patienten zu den Therapiegruppen erfolgte randomisiert, wobei doppelt so viele Patienten den aktiven Wirkstoff erhalten sollten. Die teilnehmenden Patienten hatten damit eine höhere Chance, die im Rahmen der Studie untersuchte Verum-Therapie zu erhalten, und darüber hinaus erlangte man auf diese Weise mehr Informationen zu Wirksamkeit und Sicherheit der neuen Behandlung. Die Beurteilung der Wirksamkeit sollte primär anhand des Subscores aus den Bereichen „Alltagsaktivitäten" und „motorische Untersuchung" der Unified Parkinson Disease Rating Scale (UPDRS) erfolgen (Fahn et al. 1987). Bei der Auswertung sollten die Raten der sogenannten Therapie-Responder zwischen der aktiven und der Placebo-Gruppe verglichen werden. Eine Verbesserung des Subscores zwischen Beginn und Ende der 27-wöchigen Behandlungsphase um mindestens 20 % wurde dabei als ein Ansprechen auf die Therapie erachtet. In der Planungsphase wurde von einer Responder-Rate von maximal 30 % in der Placebo-Gruppe und mindestens 50 % in der aktiven Gruppe ausgegangen. Für das Szenario 50 % versus 30 % sollte eine Wahrscheinlichkeit von mindestens 80 % bestehen, diese Überlegenheit mit einem statistisch signifikanten Ergebnis aufzudecken. Bei tatsächlich gleicher Wirksamkeit von Verum und Placebo sollte die Wahrscheinlichkeit für eine falsche Testentscheidung im Sinne einer Überlegenheit der aktiven Therapie maximal 2,5 % betragen. Auch hier stellte sich die Frage, welche Fallzahl für diese Studie notwendig ist.

In den folgenden Kapiteln werden Methoden vorgestellt, mit denen für diese (und viele weitere) Anwendungsbeispiele eine adäquate Fallzahlberechnung durchgeführt werden kann.

Statistischer Test und Fallzahlberechnung

3

3.1 Das Prinzip des statistischen Tests

Bei der Auswertung medizinischer Studien hat man zwei Zielsetzungen zu unterscheiden. Zum einen möchte man die Ergebnisse der Studienteilnehmer adäquat beschreiben. Dies wird durch die sogenannte *deskriptive Analyse* geleistet. Die Verteilung der erhobenen Daten wird dabei durch aussagekräftige Maßzahlen in komprimierter und informativer Weise zusammengefasst und durch grafische Darstellungen ergänzt. Für die primäre Zielgröße der ChroPac-Studie (Einführungsbeispiel Abschn. 2.1), den Mittelwert der drei postoperativen Messungen der funktionellen Skala des EORTC QLQ-C30 Fragebogens, wären beispielsweise als Lagemaße der Verteilung der Mittelwert bzw. Median und als Streuungsmaße die Standardabweichung bzw. der Interquartilsabstand (d. h. der Bereich, in dem die mittleren 50 % der Daten liegen), für beide Vergleichsgruppen getrennt berichtet, geeignete Angaben. Eine informative grafische Darstellung der Ergebnisse liefert der sogenannte Box-und-Whisker-Plot, der die wesentlichen Charakteristika der Verteilung der Daten kompakt zusammenfasst. Abb. 3.1 zeigt die Box-und-Whisker-Plots für den primären Endpunkt der ChroPac-Studie in den beiden Interventionsgruppen.

Die obere und untere Begrenzung der Box bezeichnet das 25 % bzw. 75 % Perzentil der Verteilung der Daten (d. h., 25 % bzw. 75 % der beobachteten Werte sind kleiner oder gleich diesem Wert; damit liegen die mittleren 50 % der Daten innerhalb der Box), die mittlere horizontale Linie in der Box ist der Median (d. h., 50 % der beobachteten Werte sind kleiner oder gleich diesem Wert), und „×" markiert den Mittelwert. Die „Whisker" („Schnurrhaare") am Ende der Boxen geben den Abstand vom Ende der Box bis zum kleinsten bzw. größten beobachteten Wert an, der höchstens 1,5 Box-Längen vom jeweiligen Ende der Box entfernt liegt; die Sterne markieren Ausreißer, die jenseits dieser Distanz liegen.

© Springer Fachmedien Wiesbaden GmbH 2018
M. Kieser, *Fallzahlberechnung in der medizinischen Forschung*,
essentials, https://doi.org/10.1007/978-3-658-20740-3_3

Abb. 3.1 Box-und-
Whisker-Plots für die
primäre Zielgröße
der ChroPac-Studie
(mittlere körperliche
Funktionsfähigkeit in
den 24 Monaten nach
OP, gemessen mit der
funktionellen Skala
des EORTC QLQ-
C30 Fragebogens);
„Duodenum-erhaltende
OP" = Duodenum-
erhaltende
Pankreaskopfresektion;
„nicht-Duodenum-
erhaltende OP" = partielle
Pankreatoduodenektomie.
(Abbildung modifiziert
nach Diener et al. 2017,
Supplementary Material)

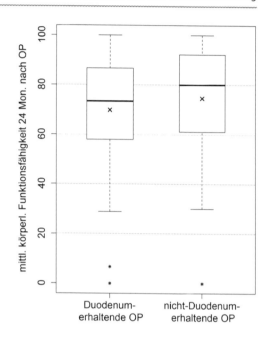

Die Beschreibung der Ergebnisse für die Studienteilnehmer ist eine wichtige Komponente der Datenanalyse. Darüber hinaus ist jedoch von besonderem Interesse, was die Studienergebnisse für die Grundgesamtheit aller Patienten, die der Studienpopulation entsprechen (d. h. für die die Studienpatienten eine repräsentative Stichprobe bilden), zu bedeuten haben. Diese Frage wird durch die sogenannte *konfirmatorische Analyse* beantwortet. Hier wird für Parameter der Verteilung der Zielgröße in der Grundgesamtheit ein Hypothesenpaar formuliert, die Nullhypothese H_0 und die Alternativhypothese H_1. Letztere beschreibt das Studienziel, und Null- und Alternativhypothese bilden gemeinsam den gesamten Parameterraum ab. Im Fall der ChroPac-Studie lautet die Nullhypothese, dass der Erwartungswert der mittleren funktionellen Skala des EORTC QLQ-C30 Fragebogens in den 24 Monaten nach der Operation für die beiden Vergleichsgruppen in der Grundgesamtheit gleich ist, die Alternativhypothese, dass sich die Erwartungswerte unterscheiden. Die Basis der konfirmatorischen Analyse ist der statistische Test. Ein statistischer Test definiert ein Entscheidungsverfahren für die Ablehnung oder Beibehaltung von H_0, wobei sichergestellt ist, dass die Wahrscheinlichkeit für eine fälschliche Ablehnung der Nullhypothese – ein sogenannter Fehler 1. Art – nicht größer als ein vorgegebener Wert α ist. In der medizinischen Forschung wird α häufig als Signifikanzniveau bezeichnet und der Wert $\alpha = 0{,}05$ verwendet. Abb. 3.2 illustriert den Zusammenhang

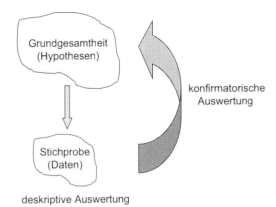

Abb. 3.2 Schema der deskriptiven und konfirmatorischen Analyse

Grundgesamtheit (Hypothesen)

konfirmatorische Auswertung

Stichprobe (Daten)

deskriptive Auswertung

zwischen Studienteilnehmern („Stichprobe") und Grundgesamtheit sowie die Rolle von deskriptiver und konfirmatorischer Auswertung.

Das Entscheidungsverfahren eines statistischen Tests beruht auf einer sogenannten Teststatistik T, die aus den Studienergebnissen berechnet wird, und einem Ablehnungsbereich A_α. Die Nullhypothese H_0 wird abgelehnt, falls die Teststatistik in den Ablehnungsbereich fällt, wobei A_α so zu wählen ist, dass unter Gültigkeit der Nullhypothese die Wahrscheinlichkeit hierfür nicht größer als α ist, d. h. $P_{H_0}(T \in A_\alpha) \leqslant \alpha$. Neben einem Fehler 1. Art kann bei der Anwendung eines statistischen Tests auch eine andere Fehlentscheidung getroffen werden, nämlich eine fälschliche Nicht-Ablehnung von H_0; dies wird als Fehler 2. Art mit zugehöriger Wahrscheinlichkeit β bezeichnet. In der ChroPac-Studie würde ein Fehler 2. Art dann auftreten, wenn in der Grundgesamtheit aller Patienten mit chronischer Bauchspeicheldrüsenentzündung ein Unterschied bezüglich der mittleren funktionellen Lebensqualität nach Operation besteht, die Studienergebnisse jedoch so ausfallen, dass die Teststatistik T nicht in den Ablehnungsbereich A_α fällt, H_0 also nicht abgelehnt werden kann. Die zur Wahrscheinlichkeit eines Fehlers 2. Art komplementäre Größe $1 - \beta$ wird als statistische Power bezeichnet. Der Wert dieser Größe hängt unter anderem von der gewählten Fallzahl ab. Umgekehrt betrachtet ist es das Ziel der Fallzahlberechnung, sicherzustellen, dass der Stichprobenumfang groß genug ist, damit die statistische Power einen vorgegebenen Wert erreicht. In Tab. 3.1 sind die möglichen Entscheidungen eines statistischen Tests und die zugehörigen Wahrscheinlichkeiten dargestellt.

Die Wahrscheinlichkeiten α und β werden auch als Konsumenten- bzw. Sponsor-Risiko bezeichnet. Die Bedeutung dieser Notation lässt sich anhand der Parkinson-Studie wie folgt illustrieren. Das Studienziel besteht hier im Nachweis

Tab. 3.1 Testentscheidungen und zugehörige Wahrscheinlichkeiten

Es gilt tatsächlich	Testentscheidung für	
	H_0	H_1
H_0	✓ $(1-\alpha)$	Fehler 1. Art (α)
H_1	Fehler 2. Art (β)	✓ $(1-\beta)$

eines Vorteils der Verum-Therapie bezüglich der Responder-Rate, was die Alternativhypothese definiert. Bei einem Fehler 1. Art wird – bei tatsächlich höchstens gleich großer Wirksamkeit – fälschlicherweise ein Vorteil der aktiven Behandlung postuliert, zum Schaden zukünftiger Patienten, d. h. der „Konsumenten", die dann eine wirkungslose (oder gar schädliche) Therapie anwenden. Ein Fehler 2. Art wird begangen, wenn ein tatsächlich vorliegender Vorteil der neuen Therapie im Rahmen der konfirmatorischen Analyse nicht als solcher erkannt wird. Dieses Risiko zu quantifizieren und durch eine obere Schranke zu begrenzen liegt insbesondere im Interesse der Studiendurchführenden (d. h. der „Sponsoren"). Dies geschieht bei der Planung eines medizinischen Forschungsprojekts durch eine methodisch korrekte Bestimmung des Stichprobenumfangs.

Bereits in der Einleitung wurde dargestellt, dass es sowohl aus ethischer Sicht als auch unter dem Gesichtspunkt eines rationalen Einsatzes von Ressourcen wünschenswert ist, dass die Fallzahl weder zu hoch noch zu niedrig gewählt wird. Damit ist die Festlegung einer adäquaten Fallzahl gleichermaßen bedeutsam für die Studienbeteiligten, die Studiendurchführenden und die zukünftigen Patienten. Im folgenden Kapitel wird das Prinzip der Fallzahlberechnung im allgemeinen Kontext dargestellt.

3.2   Das Prinzip der Fallzahlberechnung

Die Aufgabe der Fallzahlberechnung besteht darin, für den bei der Auswertung spezifizierten statistischen Test, der zum Niveau α durchgeführt wird, und für eine gegebene Konstellation der Alternativhypothese eine vorgegebene statistische Power $1 - \beta$ sicherzustellen. Gegeben ist also ein Testproblem H_0 versus H_1 und eine Teststatistik T mit einem Ablehnungsbereich A_α, sodass für $T \in A_\alpha$ die Nullhypothese abgelehnt wird. Das Niveau α wird kontrolliert (und ausgeschöpft), wenn die Bedingung

$$P_{H_0}(T \in A_\alpha) = \alpha \qquad (3.1)$$

erfüllt ist. Hier und im Folgenden wird mit H_1 das Komplement der durch die Nullhypothese definierten Parametermenge bezeichnet und mit H_A eine für die Fallzahlberechnung durch Festlegung von spezifischen Parameterwerten definierte Konstellation in H_1. Für eine gegebene Alternativhypothese H_A und eine Fallzahl n kann die statistische Power berechnet werden als

$$\text{Power} = P_{H_A}(T \in A_\alpha) = 1 - \beta. \tag{3.2}$$

Wir betrachten die Situation einer stetigen Teststatistik und Ablehnung von H_0 bei „genügend großem" Wert der Teststatistik, die für zahlreiche wichtige Anwendungsgebiete gegeben ist; insbesondere gilt dies für sog. einseitige Fragestellungen. Der Ablehnungsbereich hat dann die Form $A_\alpha = [c_\alpha, \infty[, c_\alpha \in \mathbb{R}$. In Abb. 3.3 sind für dieses Szenario die Dichten der Verteilung von T unter H_0 und H_A, die mit f_0 und f_A bezeichnet werden, sowie der kritische Wert c_α und die zugehörigen Wahrscheinlichkeiten für einen Fehler 1. und 2. Art beispielhaft illustriert.

Bezeichnet man mit F_0 bzw. F_A die Verteilungsfunktion der Teststatistik unter H_0 bzw. H_A, so erkennt man aus der Darstellung in Abb. 3.3 leicht, dass die beiden Bedingungen Gl. 3.1 und 3.2 äquivalent sind mit

$$F_0(c_\alpha) = 1 - \alpha \tag{3.3}$$

und

$$F_A(c_\alpha) = \beta. \tag{3.4}$$

Durch Elimination von c_α erhält man die Gleichung

$$F_0^{-1}(1 - \alpha) = F_A^{-1}(\beta) \tag{3.5}$$

oder äquivalent

$$F_A(F_0^{-1}(1 - \alpha)) = \beta. \tag{3.6}$$

Die Verteilungsfunktionen F_0 und/oder F_A hängen von der Fallzahl ab. Die Aufgabe der Fallzahlberechnung besteht nun darin, Gl. 3.5 – oder äquivalent Gl. 3.6 – nach n aufzulösen. Weil die Fallzahl nur ganzzahlige Werte annehmen kann, gibt es in der Regel keinen Wert für den Stichprobenumfang, für den der Wert der linken Seite der Gl. 3.6 exakt gleich dem vorgegebenen Wert für die Wahrscheinlichkeit eines Fehlers 2. Art ist. Gesucht ist dann die kleinste Fallzahl, für die die Power mindestens so groß wie der gewünschte Wert $1 - \beta$ ist, d. h. für die gilt $F_A(F_0^{-1}(1 - \alpha)) \leqslant \beta$. Im Folgenden wird diese Fallzahl als die Lösung von Gl. 3.5 bzw. 3.6 bezeichnet.

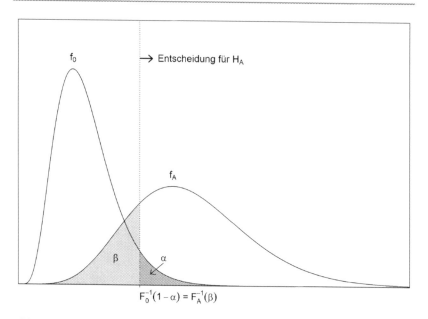

Abb. 3.3 Dichtefunktion der Teststatistik unter der Null- (f_0) und der Alternativhypothese (f_A) und zugehörige Wahrscheinlichkeit für einen Fehler 1. Art (α) und 2. Art (β)

In den Gl. 3.5 und 3.6 sind die Werte für α und β in der jeweiligen Anwendungssituation vorgegeben. Weiterhin sind die Verteilungsfunktion F_0 und der kritische Wert c_α bekannt, weil voraussetzungsgemäß ein Niveau-α-Test durchgeführt wird und hierfür die Kenntnis dieser Größen notwendig ist. Bleibt also die Bestimmung der Verteilungsfunktion F_A unter der spezifizierten Alternativhypothese H_A und die Auflösung von Gl. 3.5 bzw. 3.6 nach der Fallzahl. In den nachfolgenden Kap. 4 und 5 werden wir dies für einige in der Praxis wichtige Anwendungssituationen illustrieren. In Kap. 7 werden allgemeine und für die Praxis wichtige Aspekte, die bei der Fallzahlplanung zu beachten sind, dargestellt, zum Beispiel auch die Wahl der spezifischen Alternativhypothese H_A, für die die notwendige Fallzahl berechnet wird.

Fallzahlberechnung für Zwei-Gruppen-Vergleiche bei normalverteilter Zielgröße und Unterschieds- bzw. Überlegenheits-Fragestellung

4

4.1 Auswertung mit dem z-Test

Mit dem z-Test für unabhängige Stichproben können die Erwartungswerte zweier Gruppen X und Y einer normalverteilten Zielgröße bei bekannter Varianz verglichen werden. Das zugrunde liegende statistische Modell lautet

$$X_i \sim N\left(\mu_X, \sigma^2\right), i = 1, \ldots, n_X \tag{4.1a}$$

$$Y_i \sim N\left(\mu_Y, \sigma^2\right), i = 1, \ldots, n_Y, \tag{4.1b}$$

wobei $N\left(\mu, \sigma^2\right)$ die Normalverteilung mit Erwartungswert μ und Varianz σ^2 bezeichnet und X_i und Y_i als unabhängig sowie σ^2 als bekannt vorausgesetzt werden. Die Gleichheit der Varianzen in beiden Gruppen ist keine notwendige Voraussetzung für den z-Test und wurde lediglich aufgrund der einfacheren Darstellung gewählt. Die Situation, dass die Varianzen bekannt sind, ist in der Anwendung kaum anzutreffen, doch ist die Herleitung der Methode zur Fallzahlberechnung hierfür technisch einfacher und damit für den Einstieg leichter. Auch werden wir sehen, dass die Ergebnisse sehr ähnlich zu denen sind, die man erhält, wenn man diese Bedingung aufgibt, und dass die resultierende Fallzahlformel strukturell identisch zu denen für andere Anwendungssituationen ist.

Wir nehmen an, dass das Ziel der Studie der Nachweis eines Unterschieds zwischen Gruppe X und Gruppe Y ist. Das zugehörige zweiseitige Testproblem lautet dann

$$H_0: \mu_Y - \mu_X = 0 \text{ versus } H_1: \mu_Y - \mu_X \neq 0. \tag{4.2}$$

© Springer Fachmedien Wiesbaden GmbH 2018
M. Kieser, *Fallzahlberechnung in der medizinischen Forschung*,
essentials, https://doi.org/10.1007/978-3-658-20740-3_4

Aus Gl. 4.1a und b folgt für die z-Teststatistik

$$Z = \sqrt{\frac{n_X \cdot n_Y}{n_X + n_Y}} \cdot \frac{\overline{Y} - \overline{X}}{\sigma} \sim N(\lambda, 1), \tag{4.3}$$

wobei $\overline{X} = \frac{1}{n_X} \cdot \sum_{i=1}^{n_X} X_i, \overline{Y} = \frac{1}{n_Y} \cdot \sum_{i=1}^{n_Y} Y_i$ (arithmetische Mittelwerte in Gruppe

X bzw. Y) und $\lambda = \sqrt{\frac{n_X \cdot n_Y}{n_X + n_Y}} \cdot \frac{\mu_Y - \mu_X}{\sigma}$ (Nicht-Zentralitätsparameter). Unter der

Nullhypothese ist Z also standardnormalverteilt, d. h. $Z \sim N(0, 1)$. Bezeichnet man mit z_γ das γ-Quantil der Standardnormalverteilung, dann definiert folgende Entscheidungsregel einen Test mit einer Wahrscheinlichkeit für einen Fehler 1. Art von α: „Lehne H_0 ab, wenn $z \geq z_{1-\alpha/2}$ oder $z \leq -z_{1-\alpha/2}$, behalte H_0 bei, wenn $-z_{1-\alpha/2} < z < z_{1-\alpha/2}$" (denn entsprechend der Definition der Quantile der Standardnormalverteilung fällt eine standardnormalverteilte Zufallsvariable mit der Wahrscheinlichkeit α in den Bereich „$z \geq z_{1-\alpha/2}$ oder $z \leq -z_{1-\alpha/2}$").

Abb. 4.1 zeigt die Dichtefunktionen der z-Teststatistik unter der Nullhypothese und für eine spezifizierte Alternative $\Delta_A = (\mu_Y - \mu_X)_A > 0$.

Für Alternativhypothesen, die in der Praxis relevant sind, ist für $\Delta_A > 0$ die Wahrscheinlichkeit, dass die Teststatistik in den Bereich $z \leq -z_{1-\alpha/2}$ fällt, sehr nahe bei null. Somit liegt die in Abschn. 3.2 beschriebene Situation vor (mit „$\alpha/2$" statt „α"), und es gilt $F_0^{-1}(1 - \alpha/2) = z_{1-\alpha/2}$ und $F_A^{-1}(\beta) = \lambda - z_{1-\beta}$. Die Grundgleichung (3.5) lautet in der vorliegenden Situation also wie folgt:

$$z_{1-\alpha/2} = \lambda - z_{1-\beta}. \tag{4.4}$$

Bezeichnet man das Verhältnis der Fallzahl in den beiden Gruppen mit $r = n_Y/n_X$, so erhält man durch Auflösen von Gl. 4.4 die Formeln

$$n_X = \frac{(1 + r)}{r} \cdot \left(z_{1-\alpha/2} + z_{1-\beta}\right)^2 \cdot \left(\frac{\sigma}{\Delta_A}\right)^2 \tag{4.5a}$$

$$n_Y = r \cdot n_X \tag{4.5b}$$

$$n = n_X + n_Y = \frac{(1 + r)^2}{r} \cdot \left(z_{1-\alpha/2} + z_{1-\beta}\right)^2 \cdot \left(\frac{\sigma}{\Delta_A}\right)^2. \tag{4.5c}$$

Soll statt eines Unterschieds zwischen den beiden Gruppen die Überlegenheit von Gruppe Y gegenüber Gruppe X gezeigt werden und sind große Werte für die Zielgröße vorteilhaft (wie dies zum Beispiel bei der ChroPac-Studie der Fall ist), dann lautet das einseitige Testproblem

$$H_0: \mu_Y - \mu_X \leq 0 \text{ versus } H_1: \mu_Y - \mu_X > 0. \tag{4.6}$$

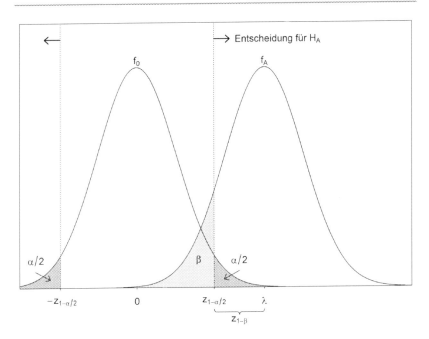

Abb. 4.1 Dichtefunktion der z-Teststatistik unter der Null- und der Alternativhypothese und zugehörige Wahrscheinlichkeit für einen Fehler 1. Art (α, zweiseitig, bzw. $\alpha/2$, einseitig) und 2. Art (β)

Bei einem einseitigen Test zum Niveau α ist für die Fallzahlberechnung in den Formeln Gl. 4.5a bis c lediglich „$\alpha/2$" durch „α" zu ersetzen. Im regulatorischen Kontext wird allerdings empfohlen, einseitige Tests zur Hälfte des für den entsprechenden zweiseitigen Test zugrunde gelegten Niveaus durchzuführen (siehe z. B. ICH E9 Guideline 1998, S. 25). Die Fallzahlberechnung für den ein- und den zweiseitigen Ansatz führt dann zu identischen Ergebnissen.

Die Fallzahlformeln Gl. 4.5a, b und c enthalten die typischen Ingredienzen, die zur Berechnung des Stichprobenumfangs – für den z-Test, aber auch ganz allgemein – notwendig sind und zeigen deren qualitativen Zusammenhang mit der Fallzahl:

- Wahrscheinlichkeit für einen Fehler 1. Art α („Signifikanzniveau"): n steigt mit fallendem α
- Power $1 - \beta$: n steigt mit steigendem $1 - \beta$ (d. h. mit fallendem β)

- angenommener Unterschied zwischen den Gruppen Δ_A: n steigt mit fallendem Δ_A
- Variabilität (hier: Varianz σ^2): n steigt mit steigender Variabilität

Sind Δ_A, σ^2 und r spezifiziert, so hängt die notwendige Fallzahl nur noch von $\left(z_{1-\alpha/2} + z_{1-\beta}\right)^2$ ab. Für den zweiseitigen z-Test zum Niveau α (bzw. den einseitigen Test zum Niveau $\alpha/2$) ist diese quantitative Abhängigkeit der Gesamtfallzahl von α und $1-\beta$ in der nachfolgenden Tab. 4.1 dargestellt. Beispielsweise führt bei einem einseitigen Niveau von $\alpha/2 = 0{,}025$ bei gleichen Werten für Δ_A, σ und das Verhältnis der Fallzahlen r eine Erhöhung der Power von 0,80 auf 0,90 bzw. 0,95 zu einer Erhöhung der Gesamtfallzahl um etwa ein Drittel ($10{,}5/7{,}9 \approx 1{,}33$) bzw. zwei Drittel ($13{,}0/7{,}9 \approx 1{,}65$). Das erklärt, weshalb man sich aus Praktikabilitätsgründen beim Fehler 2. Art in der Regel mit einer größeren Wahrscheinlichkeit als für den Fehler 1. Art zufrieden gibt und die Fallzahlberechnung häufig für Werte von 0,80 oder 0,90 für die Power $1-\beta$ durchgeführt wird. Größere Fallzahlen als die für diese Power-Werte resultierenden sind in klinischen Studien zumeist nicht innerhalb eines akzeptablen Zeitfensters zu realisieren.

Abb. 4.2 zeigt für die Planungssituation der **ChroPac-Studie** (Einführungsbeispiel Abschn. 2.1), d. h. $\Delta_A = 10$, $\sigma = 20$, $r = 1$, für verschiedene einseitige Signifikanzniveaus $\alpha/2$ die Power in Abhängigkeit von der Gesamtfallzahl n. Man erkennt insbesondere die antagonistischen Effekte der Wahrscheinlichkeiten für einen Fehler 1. und 2. Art; nur um den Preis einer hohen Fallzahl kann erreicht

Tab. 4.1 Einfluss von Signifikanzniveau $\alpha/2$, einseitig, und Power $1-\beta$ auf die notwendige Gesamtfallzahl für den z-Test

Signifikanzniveau $\alpha/2$	Power $1-\beta$	$\left(z_{1-\alpha/2} + z_{1-\beta}\right)^2$
0,005	0,80	11,7
	0,90	14,9
	0,95	17,8
	0,99	24,0
0,025	0,80	7,9
	0,90	10,5
	0,95	13,0
	0,99	18,4
0,05	0,80	6,2
	0,90	8,6
	0,95	10,8
	0,99	15,8

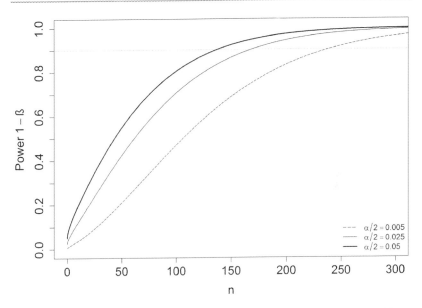

Abb. 4.2 Power in Abhängigkeit von der Gesamtfallzahl für den z-Test zum Signifikanz-niveau $\alpha/2$, einseitig ($\Delta_A = 10, \sigma = 20, r = n_Y/n_X = 1$)

werden, dass beide simultan „klein" sind. Allgemeine Hinweise für die Wahl von α und β finden sich in Kap. 7.

Fasst man in Formel Gl. 4.5c die Gesamtfallzahl als eine Funktion des Allokationsverhältnisses auf und bildet man die ein- und die zweifache Ableitung nach r, so ergibt sich das Resultat, dass der Gesamt-Stichprobenumfang für gleiche Fallzahlen pro Gruppe, d. h. für $r = 1$, minimiert wird; eine balancierte Zuteilung der Patienten zu den Vergleichsgruppen ist in dieser Situation also aus statistischer Sicht optimal. Das Verhältnis $\frac{n(r) - n(1)}{n(1)} = \frac{(r-1)^2}{4r}$ gibt an, um wieviel die Gesamtfallzahl gegenüber der bei balancierter Zuteilung notwendigen anwächst, wenn man – bei gleichen Werten für α, $1 - \beta$, Δ_A und σ^2 – die Fallzahl im Verhältnis $r = n_Y/n_X$ zwischen den Gruppen aufteilt (Abb. 4.3).

Während der Zuwachs bei nicht zu stark unterschiedlichen Gruppengrößen noch moderat ausfällt (z. B. 4,2 % für $r = 3/2$ und 12,5 % für $r = 2$), steigt er für extremere Allokationsverhältnisse stark an und beträgt beispielsweise 33,3 % für $r = 3$ und 80,0 % für $r = 5$.

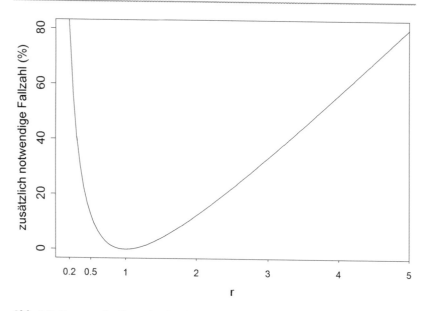

Abb. 4.3 Prozentualer Zuwachs der Gesamtfallzahl, um bei einem Allokationsverhältnis $r = n_Y/n_X$ mit dem z-Test die gleiche Power wie bei balancierter Allokation zu erzielen

4.2   Auswertung mit dem *t*-Test

Dem t-Test für zwei unabhängige Stichproben liegt ebenfalls das in Gl. 4.1a und b angegebene statistische Modell zugrunde, allerdings bei nun unbekannter Varianz σ^2. Die Teststatistik ist gegeben durch

$$T = \sqrt{\frac{n_X \cdot n_Y}{n_X + n_Y}} \cdot \frac{\overline{Y} - \overline{X}}{S} \tag{4.7}$$

mit gepoolter Standardabweichung

$$S = \frac{(n_X - 1) \cdot S_X^2 + (n_Y - 1) \cdot S_Y^2}{n_X + n_Y - 2} \tag{4.8a}$$

und geschätzten Varianzen in Gruppe X und Y

$$S_X^2 = \frac{1}{n_X - 1} \cdot \sum_{i=1}^{n_X} (X_i - \overline{X})^2, S_Y^2 = \frac{1}{n_Y - 1} \cdot \sum_{i=1}^{n_Y} (Y_i - \overline{Y})^2. \tag{4.8b}$$

Unter H_0: $\mu_Y - \mu_X = 0$ folgt T der zentralen t-Verteilung mit $n_X + n_Y - 2$ Freiheitsgraden mit zugehörigem $(1 - \alpha/2)$-Quantil $t_{1-\alpha/2,n_X+n_Y-2}$. Die Verteilung von T unter einer durch $\Delta_A = (\mu_Y - \mu_X)_A \neq 0$ spezifizierten Alternativhypothese H_A ist die nicht-zentrale t-Verteilung mit der gleichen Anzahl an Freiheitsgraden und dem gleichen Nicht-Zentralitätsparameter wie beim z-Test, d. h.

$$\lambda = \sqrt{\frac{r}{1+r} \cdot n_X} \cdot \left(\frac{\Delta_A}{\sigma} \right) \tag{4.9}$$

mit $r = n_Y/n_X$ und $n = n_X + n_Y$. Die exakte Fallzahl erhält man durch iterative Lösung von Gl. 3.5 bzw. 3.6. Bezeichnet man die Verteilungsfunktionen der zentralen bzw. nicht-zentralen t-Verteilung mit $F_{T;n-2,0}$ bzw. $F_{T;n-2,\lambda}$, so folgt aus Gl. 3.5 die Bestimmungsgleichung für die Fallzahl zum Signifikanzniveau α und zur gewünschten Power $1 - \beta$:

$$F_{T;n-2,0}^{-1}(1 - \alpha) = F_{T;n-2,\lambda}^{-1}(\beta). \tag{4.10}$$

Die aus Gl. 4.5c erhaltene Fallzahl für den z-Test eignet sich sehr gut als Startwert, der nie größer ist als die für den t-Test notwendige Fallzahl. Wie beim z-Test führt eine balancierte Zuordnung der Patienten zu den beiden Gruppen, d. h. $r = 1$, zur niedrigsten Gesamtfallzahl und ist damit optimal.

Es gibt zahlreiche Approximationsformeln, mit denen die für den t-Test notwendige Fallzahl ohne Iteration bzw. ohne die Notwendigkeit der Verwendung der nicht-zentralen t-Verteilung näherungsweise berechnet werden kann. Diese Approximationen sind aufgrund der breiten Verfügbarkeit entsprechender Statistiksoftware heutzutage weitgehend obsolet. Um den quantitativen Zusammenhang zwischen den für den z- und den t-Test notwendigen Fallzahlen zu illustrieren, geben wir dennoch die Approximationsformel an, die Guenther (1981) für balancierte Gruppen und Schouten (1999) für den allgemeinen Fall beliebiger Fallzahlallokation vorschlugen:

$$n_{GS,X} = \left(\frac{1+r}{r} \right) \cdot \left(z_{1-\alpha/2} + z_{1-\beta} \right)^2 \cdot \left(\frac{\sigma}{\Delta_A} \right)^2 + \frac{\left(z_{1-\alpha/2} \right)^2}{2 \cdot (1+r)} \tag{4.11a}$$

$$n_{GS,Y} = r \cdot n_{GS,X}. \tag{4.11b}$$

Aus diesen beiden Formeln folgt, dass die approximative Gesamtfallzahl für den t-Test um $\left(z_{1-\alpha/2} \right)^2 / 2$ größer ist als die für den z-Test:

$$n_{GS} = n_{GS,X} + n_{GS,Y} = n_{z-Test} + \frac{\left(z_{1-\alpha/2} \right)^2}{2}. \tag{4.11c}$$

Für das übliche zweiseitige Signifikanzniveau $\alpha = 0{,}05$ gilt $\left(z_{1-\alpha/2}\right)^2/2 = 1{,}92$. Tab. 4.2 gibt für einen weiten Bereich von standardisierten Gruppenunterschieden Δ_A/σ und für die üblichen Werte für die Wahrscheinlichkeit eines Fehlers 1. Art α ($\alpha = 0{,}05$, zweiseitig, bzw. $\alpha/2 = 0{,}025$, einseitig) und die Power (0,80 und 0,90) die aus den verschiedenen Berechnungsmethoden resultierenden Gesamtfallzahlen an. Es zeigt sich insbesondere, dass die Guenther/Schouten-Formel sehr gute Näherungswerte für die exakte Fallzahl liefert und die Unterschiede zwischen den für den z-Test und den t-Test erhaltenen Werten für die meisten Anwendungssituationen vernachlässigbar sind. Dennoch sollte bei der Fallzahlplanung grundsätzlich stets die jeweils beste verfügbare Methode, d. h. die mit der größten Genauigkeit, verwendet werden, im vorliegenden Fall also die exakte Berechnung.

In der **ChroPac-Studie** wurde die Fallzahlberechnung für die primäre Zielgröße und einen zweiseitigen t-Test zum Niveau $\alpha = 0{,}05$ durchgeführt. Für einen angenommenen klinisch relevanten Unterschied von $\Delta_A = 10$ und eine Standardabweichung von $\sigma = 20$ (d. h. $\Delta_A/\sigma = 0{,}5$) sollte eine Power von $1 - \beta = 0{,}90$ sichergestellt werden. Bei balancierten Gruppen beträgt die notwendige exakte Gesamtfallzahl $n = 172$. Die gleiche Fallzahl ergibt sich mit der Approximationsformel von Guenther/Schouten, während die Fallzahlformel für den z-Test einen Stichprobenumfang von 170 liefert. Bei einem Zuordnungsverhältnis von 2:1

Tab. 4.2 Gesamtfallzahlen für den z-Test (exakt) und den t-Test (exakt und nach der Approximationsformel von Guenther/Schouten) ($\alpha/2 = 0{,}025$, einseitig, $1 - \beta = 0{,}80$ (0,90), $r = n_Y/n_X = 1$)

Δ_A/σ	z-Test	t-Test	
		exakt	approximativ
0,1	3140 (4204)	3142 (4206)	3142 (4206)
0,2	786 (1052)	788 (1054)	788 (1054)
0,3	350 (468)	352 (470)	352 (470)
0,4	198 (264)	200 (266)	200 (266)
0,5	126 (170)	128 (172)	128 (172)
0,6	88 (118)	90 (120)	90 (120)
0,7	66 (86)	68 (88)	66 (88)
0,8	50 (66)	52 (68)	52 (68)
0,9	40 (52)	42 (54)	42 (54)
1,0	32 (44)	34 (46)	34 (44)
1,25	22 (28)	24 (30)	24 (30)
1,5	14 (20)	18 (22)	16 (22)

(bzw. 3:1) lauten die entsprechenden Gesamtfallzahlen für alle drei Berechnungsmethoden 192 bzw. 228.

Bei der Anwendung des t-Tests stellt sich, neben der Validität der Annahme gleicher Varianzen, die Frage, wie sicher man sich bezüglich der Normalverteilungsvoraussetzung sein kann und muss. Hierzu ist zu bemerken, dass nach dem zentralen Grenzwertsatz die Verteilung des Mittelwerts von unabhängig identisch verteilten Zufallsvariablen mit endlichem Erwartungswert und endlicher Standardabweichung gegen die Normalverteilung konvergiert, wenn die Fallzahl gegen unendlich geht (siehe z. B. Fahrmeir et al. 2016, S. 293 ff.); diese Eigenschaft wird als „asymptotisch normalverteilt" bezeichnet. Wie man leicht sieht, ist es für die Herleitung der Verteilungseigenschaften des t-Tests nicht notwendig, dass die einzelnen Beobachtungen normalverteilt sind. Vielmehr ist es ausreichend, wenn der Zähler der Teststatistik, also $\overline{X} - \overline{Y}$, normalverteilt ist. Dies gilt nach dem zentralen Grenzwertsatz zumindest approximativ auch für nichtnormalverteilte Daten, wenn die Fallzahl „genügend groß" ist. Aus dieser Eigenschaft erklärt sich die große Robustheit des t-Tests gegen Abweichung von der Normalverteilungsvoraussetzung (siehe z. B. Posten 1978). Bei „nicht zu schiefer" Verteilung der einzelnen Beobachtungen ist die Approximation bereits für relativ kleine Fallzahlen gültig, bei den Fallzahlen der ChroPac-Studie und der in vorangegangenen Studien beobachteten Verteilung der Zielgröße ist die Normalverteilungsannahme unproblematisch.

4.3   Auswertung mit der Kovarianzanalyse

Falls bei normalverteilter Zielgröße für eine oder mehrere Einflussvariablen ein nennenswerter Zusammenhang mit dem Endpunkt besteht, ist es ratsam, diese im Rahmen eines Kovarianzanalyse- (ANCOVA) Modells bei der Auswertung zu berücksichtigen. Hierdurch kann sowohl eine potenzielle Verzerrung der Schätzung des Gruppenunterschieds als auch deren Varianz reduziert werden, weshalb die Anwendung adjustierter Analysen auch in regulatorischen Guidelines empfohlen wird (siehe z. B. EMA 2015). Im Fall einer Kovariaten C lautet das statistische Modell

$$X_i = \tau_X + \beta \cdot (C_{i,X} - \overline{C}) + \varepsilon_{i,X}, i = 1, \ldots, n_X$$

$$Y_i = \tau_Y + \beta \cdot (C_{i,Y} - \overline{C}) + \varepsilon_{i,Y}, i = 1, \ldots, n_Y,$$

wobei X, Y und C normalverteilt mit Varianz σ^2 (X und Y) bzw. σ_C^2 (C) sind und eine Korrelation ρ zwischen X und C sowie zwischen Y und C besteht; $\varepsilon_{i,X}$ und $\varepsilon_{i,Y}$ sind unabhängig normalverteilt mit Erwartungswert 0 und konstanter Varianz.

$\overline{C} = \frac{1}{n_X + n_Y} \cdot \sum_{j=X,Y} \sum_{i=1}^{n_j} C_{ij}$ bezeichnet den Mittelwert der Kovariaten über beide Gruppen. Die Differenz $\tau_Y - \tau_X = E(Y|C) - E(X|C)$ bezeichnet den nach der Kovariaten C adjustierten Gruppenunterschied, für den das zwei- bzw. einseitige Testproblem analog zu Gl. 4.2 und 4.6 formuliert wird:

$$H_0\colon \tau_Y - \tau_X = 0 \text{ versus } H_1\colon \tau_Y - \tau_X \neq 0$$

bzw.

$$H_0\colon \tau_Y - \tau_X \leq 0 \text{ versus } H_1\colon \tau_Y - \tau_X > 0.$$

Aus den obigen Modellgleichungen und den Daten erhält man die Kleinste-Quadrate-Schätzung $\widehat{\beta}$ und daraus

$$\widehat{\tau}_X = \overline{X} - \widehat{\beta} \cdot \left(\overline{C}_X - \overline{C} \right)$$

$$\widehat{\tau}_Y = \overline{Y} - \widehat{\beta} \cdot \left(\overline{C}_Y - \overline{C} \right),$$

wobei $\overline{X}$ und $\overline{Y}$ bzw. $\overline{C}_X$ und $\overline{C}_Y$ die Mittelwerte der Zielgröße bzw. der Kovariaten in der jeweiligen Gruppe sind. Als Teststatistik der ANCOVA dient analog zum t-Test die Größe

$$T_{\text{ANCOVA}} = \frac{\widehat{\tau}_Y - \widehat{\tau}_X}{\sqrt{\widehat{Var}\left(\widehat{\tau}_Y - \widehat{\tau}_X\right)}}, \tag{4.12}$$

wobei der Varianzschätzer des geschätzten adjustierten Gruppenunterschieds gegeben ist durch

$$\widehat{Var}\left(\widehat{\tau}_Y - \widehat{\tau}_X\right) = \frac{n_X + n_Y - 2}{n_X + n_Y - 3} \cdot \left(1 - \widehat{\rho}^2\right) \cdot S^2 \cdot \left(\frac{1}{n_X} + \frac{1}{n_Y} + \frac{\left(\overline{C}_Y - \overline{C}_X\right)^2}{(n_X + n_Y - 2) \cdot S_C^2} \right) \tag{4.13}$$

mit den gepoolten Varianzschätzern (siehe Gl. 4.8a und b in Abschn. 4.2) S^2 bzw. S_C^2 für die Zielgröße bzw. die Kovariate und der Schätzung der Korrelation $\widehat{\rho}$. Unter der Nullhypothese ist T_{ANCOVA} zentral t-verteilt mit $n_X + n_Y - 3$ Freiheitsgraden.

Für die in medizinischen Studien üblichen Fallzahlen gilt $(n_X + n_Y - 2)/(n_X + n_Y - 3) \approx 1$. Weiterhin sind bei zufälliger Zuteilung der Patienten zu den Gruppen, d. h. in randomisierten Studien, die Gruppen bezüglich der Kovariaten im Mittel ausgeglichen. Folglich ist dann $\left(\overline{C}_Y - \overline{C}_X\right)^2/((n_X + n_Y - 2) \cdot S_C^2)$ „klein" und kann gegenüber den anderen Termen in Gl. 4.13 vernachlässigt werden. Benutzt man diese Näherungen, so sieht man, dass sich T_{ANCOVA} von der Teststatistik des t-Tests lediglich durch den Faktor $\left(1 - \widehat{\rho}^2\right)$ im Varianzterm unterscheidet. Mit den gleichen Argumenten wie bei der Herleitung der Fallzahlformel für den z-Test erhält man deshalb die nachfolgende Approximationsformel für den Gesamt-Stichprobenumfang, die Frison und Pocock (1999) vorschlugen:

$$n_{FP} = \frac{(1 + r)^2}{r} \cdot \left(z_{1-\alpha/2} + z_{1-\beta}\right)^2 \cdot \frac{\left(1 - \rho^2\right) \cdot \sigma^2}{(\tau_Y - \tau_X)_A^2}. \qquad (4.14)$$

Dabei bezeichnet $(\tau_Y - \tau_X)_A$ den unter der Alternativhypothese angenommenen adjustierten Gruppenunterschied und $r = n_Y/n_X$ das Verhältnis der Fallzahlen in den beiden Gruppen. Wir haben bereits in Abschn. 4.2 gesehen, dass sich die Guenther/Schouten-Korrektur als ein probates Mittel erwiesen hat, um die durch die Approximation der t-Verteilung durch die Normalverteilung verursachten Auswirkungen auf die Fallzahlen zu korrigieren. In Analogie hierzu liefert diese Idee die Guenther/Schouten-korrigierte Fallzahl für den ANCOVA-Auswertungsansatz:

$$n = n_{FP} + \frac{\left(z_{1-\alpha/2}\right)^2}{2}. \qquad (4.15)$$

In umfangreichen Simulationsstudien wurde gezeigt, dass die erzielte Power für n_{FP} (insbesondere für kleinere Stichprobenumfänge deutlich) unter der gewünschten Power liegt. Dieses Manko wird durch die Guenther/Schouten-Adjustierung behoben: Es zeigte sich, dass Gl. 4.15 Fallzahlen liefert, die über einen weiten Bereich von Szenarien für $(\tau_Y - \tau_X)_A/\sigma$ und ρ die angestrebte Power sehr akkurat sicherstellen (Friede und Kieser 2011).

Die Fallzahlformeln Gl. 4.14 bzw. 4.15 zeigen, dass durch Anwendung einer ANCOVA die Fallzahl gegenüber dem t-Test erheblich reduziert werden kann: Bei einer Korrelation zwischen Zielgröße und Kovariaten von $\rho = 0{,}5$ beträgt die Einsparung 25 %, und für $\rho = 0{,}7$ beträgt die Reduktion fast 50 %. Korrelationen in dieser Größenordnung sind keine Seltenheit. So sind beispielsweise die vor Therapiebeginn gemessenen Ausgangswerte häufig stark mit den Werten der Zielgröße unter oder nach Therapie korreliert. In Studien, bei denen der Ausgangswert der Zielgröße vor Beginn der Intervention gemessen wird, wird die Anwendung einer baseline-adjustierten ANCOVA aus regulatorischer Sicht empfohlen (EMA 2015, Abschn. 5.6). Wie oben gezeigt kann dies zu einem deutlich niedrigeren Stichprobenumfang im Vergleich zur Verwendung einer nicht-adjustierten Analyse mittels t-Test führen.

Bei der **ChroPac-Studie** wurde die primäre Auswertung mit einer ANCOVA durchgeführt, wobei der präoperativ gemessene Wert der funktionellen Skala des EORTC QLQ-C30 Fragebogens in das Modell einbezogen wurde. Hätte man dies bei der Fallzahlberechnung berücksichtigen wollen, so hätte man Annahmen bezüglich der Korrelation zwischen dem präoperativen Wert und der Zielgröße, dem Mittelwert aus den Messungen 6, 12 und 24 Wochen nach Operation, treffen müssen. Zum Zeitpunkt der Planung waren aber keinerlei Daten verfügbar, aus denen man entsprechende Informationen hätte ableiten können. Deshalb wurde die Fallzahl „konservativ" für den t-Test bestimmt (d. h. für $\rho = 0$). Unter der Annahme $\rho = 0{,}4$ (0,5, 0,6, 0,7) und ansonsten gleichen Parameterspezifikationen ($\alpha = 0{,}05$, zweiseitig, $1 - \beta = 0{,}90$, $(\tau_Y - \tau_X)_A = 10$ und $\sigma = 20$) ergibt sich aus Gl. 4.15 eine Gesamtfallzahl von 144 (130, 110, 88) gegenüber 172 für den t-Test. Die bei der Auswertung geschätzte Korrelation betrug $\hat{\rho} = 0{,}56$. Hätte man bereits bei der Planung über derartige Informationen verfügt, so hätte man diese gewinnbringend bei der Fallzahlberechnung berücksichtigen können.

Fallzahlberechnung für Zwei-Gruppen-Vergleiche bei binärer Zielgröße und Unterschieds- bzw. Überlegenheits-Fragestellung

5

5.1 Auswertung mit dem Chi-Quadrat-Test

In der medizinischen Forschung wird das Ergebnis einer Intervention häufig anhand des Ein- bzw. Nicht-Eintretens eines definierten Ereignisses beurteilt, z. B. Therapieerfolg, Therapie-Response, Verbesserung des Zustandes um ein präspezifiziertes Ausmaß etc. Für derartige binäre Zielgrößen erfolgt ein Vergleich zwischen verschiedenen Interventionen anhand der zugehörigen Raten. Beim Vergleich von zwei Gruppen können die in der Studie beobachteten Daten in einer Vierfeldertafel dargestellt werden, wie sie in Tab. 5.1 angegeben ist.

Die (zufällige) Summe der in der jeweiligen Gruppe beobachteten Ereignisse folgt der sogenannten Binomialverteilung $Bin(m, p)$. Diese beschreibt die Wahrscheinlichkeit, dass bei m unabhängigen Wiederholungen eines Experiments mit einem binären Ergebnis, bei dem die Eintrittswahrscheinlichkeit des Ereignisses p beträgt, das Ereignis l-mal ($l = 0, 1, \ldots, m$) auftritt. Diese Wahrscheinlichkeit ist gegeben durch $\binom{m}{l} \cdot p^l \cdot (1 - p)^{m-l}$, wobei $l = 0, 1, \ldots, m$, $p \in [0, 1]$ und $\binom{m}{l} = \frac{m! \, l!}{(m-l)!}$. Dem Zwei-Gruppen-Vergleich von Raten liegt damit folgendes statistisches Modell für die Summe der beobachteten Ereignisse zugrunde:

$$X \sim Bin(n_X, p_X) \tag{5.1a}$$

$$Y \sim Bin(n_Y, p_Y), \tag{5.1b}$$

wobei X und Y unabhängig sind.

© Springer Fachmedien Wiesbaden GmbH 2018
M. Kieser, *Fallzahlberechnung in der medizinischen Forschung*,
essentials, https://doi.org/10.1007/978-3-658-20740-3_5

Tab. 5.1 Darstellung einer Vierfeldertafel

| | Ereignis | | |
	+	–	Summe
Gruppe X	x	$n_X - x$	n_X
Gruppe Y	y	$n_Y - y$	n_Y
Summe	$x + y$	$n_X + n_Y - x - y$	$n = n_X + n_Y$

Werden Unterschiede zwischen den beiden Gruppen mit der Ratendifferenz $p_Y - p_X$ quantifiziert, so lauten die zugehörigen Testprobleme bei zweiseitiger Fragestellung

$$H_0: p_Y - p_X = 0 \text{ versus } H_1: p_Y - p_X \neq 0 \qquad (5.2)$$

und bei einseitiger Fragestellung und der Situation, dass die Überlegenheit von Gruppe Y gegenüber Gruppe X gezeigt werden soll und große Raten vorteilhaften Ergebnissen entsprechen

$$H_0: p_Y - p_X \leq 0 \text{ versus } H_1: p_Y - p_X > 0. \qquad (5.3)$$

Der populärste statistische Test für dieses Testproblem ist der Chi-Quadrat-Test. Die Teststatistik ist gegeben durch

$$\chi^2 = n \cdot \frac{(X \cdot (n_Y - Y) - (n_X - X) \cdot Y)^2}{n_X \cdot n_Y \cdot (X + Y) \cdot (n_X + n_Y - X - Y)}. \qquad (5.4)$$

Unter der Nullhypothese $p_Y - p_X = 0$ folgt χ^2 asymptotisch der zentralen Chi-Quadrat-Verteilung mit einem Freiheitsgrad. Ein asymptotischer zweiseitiger Test zum Niveau α für das Testproblem Gl. 5.2 ist damit gegeben durch die Entscheidungsregel „Lehne H_0 ab, wenn $\chi^2 \geq \chi^2_{1-\alpha,1}$, wobei $\chi^2_{1-\alpha,1}$ das $(1 - \alpha)$-Quantil der zentralen Chi-Quadrat-Verteilung mit einem Freiheitsgrad bezeichnet. Äquivalent dazu ist die Verwendung des sogenannten Normalapproximations-Tests, der auf der asymptotischen Normalverteilung der geschätzten Raten beruht; letztere ist eine Konsequenz des in Abschn. 4.2 erwähnten zentralen Grenzwertsatzes. Die Teststatistik des Normalapproximations-Tests ist gegeben durch

$$U = \sqrt{\frac{n_X \cdot n_Y}{n_X + n_Y}} \cdot \frac{\hat{P}_Y - \hat{P}_X}{\sqrt{\hat{P}_0 \cdot \left(1 - \hat{P}_0\right)}}, \qquad (5.5)$$

wobei $\hat{P}_X = \frac{X}{n_X}$, $\hat{P}_Y = \frac{Y}{n_Y}$ und $\hat{P}_0 = \frac{X+Y}{n_X+n_Y}$. Für $p_Y - p_X = 0$ ist U asymptotisch standardnormalverteilt. Ein asymptotischer zweiseitiger Test zum Niveau α für das Testproblem Gl. 5.2 (bzw. ein einseitiger Test zum Niveau $\alpha/2$ für das Test-problem Gl. 5.3) ist damit gegeben durch die Entscheidungsregel „Lehne H_0 ab, wenn $U \geq z_{1-\alpha/2}$ oder $U \leq -z_{1-\alpha/2}$" (bzw. „Lehne H_0 ab, wenn $U \geq z_{1-\alpha/2}$"). Durch einfache algebraische Umformungen sieht man, dass $U^2 = \chi^2$ gilt. Wei-terhin gilt für die Quantile der Standardnormalverteilung und der zentralen Chi-Quadrat-Verteilung mit einem Freiheitsgrad die Gleichheit $\left(z_{1-\alpha/2}\right)^2 = \chi^2_{1-\alpha,1}$. Damit führen der Chi-Quadrat-Test und der auf der Normalapproximation beru-hende Test bei Verwendung der entsprechenden Entscheidungsregeln zu den glei-chen Testentscheidungen und damit bei der Fallzahlberechnung zu den gleichen Ergebnissen.

Die Herleitung der Powerberechnung bzw. der Fallzahlformel basieren wir auf der Teststatistik U, weil wir mit (asymptotisch) normalverteilten Teststatistiken aus den vorangehenden Kapiteln vertraut sind und sich die dort hergeleiteten Ergeb-nisse in leicht verändertem Gewand, aber strukturell identisch hier wiederfinden werden. Der einzige wesentliche Unterschied besteht darin, dass die Varianz des Zählers der U-Teststatistik von den geschätzten Raten abhängt und damit unter der Null- und der Alternativhypothese verschieden ist, was die Herleitungen etwas verkompliziert. Wir verwenden die folgenden Notationen: $r = n_Y/n_X$ bezeichnet wieder das Verhältnis der Fallzahlen in den beiden Gruppen, $p_{X,A}$ und $p_{Y,A}$ die unter der Alternative spezifizierten Werte für p_X und p_Y und $\Delta_A = p_{Y,A} - p_{X,A}$. Unter der Nullhypothese $H_0: p_Y - p_X = 0$ gilt $\hat{P}_Y - \hat{P}_X \sim N\left(0, \sigma_0^2\right)$ mit $\sigma_0^2 = \left(\frac{1+r}{r}\right) \cdot \frac{1}{n_X} \cdot p_0 \cdot (1 - p_0)$ und $p_0 = \frac{p_{X,A} + r \cdot p_{Y,A}}{1+r}$. Daraus folgt die unter H_0 gültige Aussage $U \approx \frac{\hat{P}_Y - \hat{P}_X}{\sigma_0} \sim N(0, 1)$. Unter der durch $p_{X,A}$ und $p_{Y,A}$ spezifizierten Alternativhypothese H_A gilt $\hat{P}_Y - \hat{P}_X \sim N(\Delta_A, \sigma_A^2)$ und folglich

$$U \approx \frac{\hat{P}_Y - \hat{P}_X}{\sigma_0} \sim N\left(\frac{\Delta_A}{\sigma_0}, \frac{\sigma_A^2}{\sigma_0^2}\right) \text{ mit } \sigma_A^2 = \frac{1}{n_X} \cdot \left(p_{X,A} \cdot \left(1 - p_{X,A}\right) + \frac{p_{Y,A} \cdot (1 - p_{Y,A})}{r}\right).$$

Für die Verteilung von $\frac{\sigma_0}{\sigma_A} \cdot U$ gilt damit asymptotisch unter der Nullhypo-these $\frac{\sigma_0}{\sigma_A} \cdot U \sim N\left(0, \frac{\sigma_0^2}{\sigma_A^2}\right)$, und unter der spezifizierten Alternativhypothese gilt $\frac{\sigma_0}{\sigma_A} \cdot U \sim N\left(\frac{\Delta_A}{\sigma_A}, 1\right)$. Wegen $U \geq z_{1-\alpha/2} \Leftrightarrow \frac{\sigma_0}{\sigma_A} \cdot U \geq \frac{\sigma_0}{\sigma_A} \cdot z_{1-\alpha/2}$ resultiert aus der für $\frac{\sigma_0}{\sigma_A} \cdot U$ formulierten Grundgleichung (3.5) folgende Identität zur Bestim-mung der Fallzahl zum zweiseitigen Niveau α bzw. zum einseitigen Niveau $\alpha/2$:

$$\frac{\sigma_0}{\sigma_A} \cdot z_{1-\alpha/2} = \frac{\Delta_A}{\sigma_A} - z_{1-\beta}. \tag{5.6}$$

Durch Auflösen ergibt sich als notwendige Fallzahl

$$n_X = \frac{1}{r} \cdot \frac{\left(z_{1-\alpha/2} \cdot \sqrt{(1+r) \cdot p_0 \cdot (1-p_0)} + z_{1-\beta} \cdot \sqrt{r \cdot p_{X,A} \cdot (1-p_{X,A}) + p_{Y,A} \cdot (1-p_{Y,A})}\right)^2}{\Delta_A^2}$$

(5.7a)

$$n_Y = r \cdot n_X$$

(5.7b)

$$n = n_X + n_Y$$

$$= \frac{1+r}{r} \cdot \frac{\left(z_{1-\alpha/2} \cdot \sqrt{(1+r) \cdot p_0 \cdot (1-p_0)} + z_{1-\beta} \cdot \sqrt{r \cdot p_{X,A} \cdot (1-p_{X,A}) + p_{Y,A} \cdot (1-p_{Y,A})}\right)^2}{\Delta_A^2}.$$

(5.7c)

Ein wichtiger Unterschied zu den Auswertungsverfahren, die wir für normalverteilte Daten kennengelernt haben, besteht darin, dass die Verteilung der Teststatistik, die dem Chi-Quadrat-Test bzw. dem Normalapproximations-Tests zugrunde gelegt wird, nur asymptotisch, d. h. für „große" Fallzahlen, gültig ist. Die exakte Verteilung der χ^2- bzw. U-Teststatistik kann man berechnen, indem man die Wahrscheinlichkeit für das Auftreten jeder für eine definierte Fallzahlkonstellation möglichen Vierfeldertafel betrachtet und die Wahrscheinlichkeiten der Tafeln, deren Teststatistik in einen gegebenen Wertebereich fällt, aufaddiert. Beispielsweise kann für den einseitigen Normalapproximations-Test zum nominalen Niveau $\alpha/2$ die exakte Wahrscheinlichkeit für die Ablehnung der Nullhypothese für gegebene Fallzahlen n_X und n_Y und Wahrscheinlichkeiten p_X und p_Y wie folgt berechnet werden:

$$P(A_\alpha) = \sum_{i=0}^{n_X} \sum_{j=0}^{n_Y} \binom{n_X}{i} \binom{n_Y}{j} p_X^i \cdot (1-p_X)^{n_X-i} \cdot p_Y^j \cdot (1-p_Y)^{n_Y-j} \cdot I_{U \geq z_{1-\alpha/2}}, \quad (5.8)$$

wobei I_E die Indikatorfunktion für das Ereignis E bezeichnet.

Für eine durch die Angabe von $p_{X,A}$ und $p_{Y,A}$ vorgegebene Alternative lässt sich mittels Gl. 5.8 die exakte Power bestimmen, die der einseitige asymptotische Normalapproximations-Test für die Fallzahlen n_X und n_Y besitzt. Umgekehrt lässt sich iterativ die exakte Fallzahl für diesen Test berechnen, indem man zu gegebenem $r = n_Y/n_X$ sowie $p_{X,A}$ und $p_{Y,A}$ die kleinsten Fallzahlen n_X und n_Y identifiziert, für die die Ablehnungswahrscheinlichkeit mindestens $1-\beta$ beträgt. Betrachtet man dieses Vorgehen im Lichte des in Abschn. 3.2 vorgestellten allgemeinen Prinzips der Fallzahlberechnung, so wird hier als Verteilung der Teststatistik unter der Nullhypothese – wie bei der Anwendung des Tests – die asymptotische Verteilung der Teststatistik des Normalapproximations-Tests zugrunde gelegt und unter der Alternative die tatsächliche (d. h. die exakte) Verteilung; zur Fallzahlbestimmung wird die entsprechende Grundgleichung (3.5) gelöst.

In Tab. 5.2 sind für einige exemplarische Szenarien für $\Delta_A = 0{,}2$, $\alpha/2 = 0{,}025$, einseitig, $1 - \beta = 0{,}80$ und $r = 1$ bzw. 2 die aus der Approximationsformel Gl. 5.7c resultierenden approximativen und die exakten Gesamtfallzahlen sowie die zugehörigen exakten Power-Werte angegeben. Man sieht, dass die Approximationsformel für die betrachteten Konstellationen eine sehr gute Präzision aufweist.

In der **Parkinson-Studie** (Einführungsbeispiel Abschn. 2.2) sollten die Patienten im Verhältnis 1:2 zur Placebo- bzw. zur aktiven Gruppe zugeordnet werden ($r = 2$). Für die angenommenen Responder-Raten von $p_{X,A} = 0{,}30$ für die Placebo- und $p_{Y,A} = 0{,}50$ für die aktive Gruppe ergibt sich zum einseitigen Niveau $\alpha/2 = 0{,}025$ und zur gewünschten Power $1 - \beta = 0{,}80$ aus Formel Gl. 5.7c ein notwendiger Gesamt-Stichprobenumfang bei Auswertung mit dem Normalapproximations-Test

Tab. 5.2 Approximative und exakte Gesamtfallzahl (zugehörige exakte Power) für den Normalapproximations-Test ($\alpha/2 = 0{,}025$, einseitig, $1 - \beta = 0{,}80$)

$p_{X,A}$	$p_{Y,A}$	approximativ (exakte Power)	exakt (exakte Power)
$r = n_Y/n_X = 1^{[a]}$			
0,1	0,3	124 (81,0 %)	118 (80,5 %)
0,2	0,4	164 (80,7 %)	160 (80,1 %)
0,3	0,5	186 (79,9 %)	188 (80,0 %)
0,4	0,6	194 (80,7 %)	194 (80,7 %)
$r = n_Y/n_X = 2$			
0,1	0,3	147 (82,4 %)	141 (80,3 %)
0,2	0,4	189 (81,1 %)	186 (80,3 %)
0,3	0,5	213 (80,4 %)	207 (80,1 %)
0,4	0,6	219 (80,3 %)	219 (80,3 %)
0,5	0,7	207 (80,3 %)	207 (80,3 %)
0,6	0,8	180 (81,3 %)	177 (80,5 %)
0,7	0,9	132 (81,5 %)	129 (80,6 %)

[a]Für $r = n_Y/n_X = 1$ sind die Fallzahlen und zugehörigen Power-Werte für $p_{X,A} = 0{,}5$ und $p_{Y,A} = 0{,}7$ identisch mit denen für $p_{X,A} = 0{,}3$ und $p_{Y,A} = 0{,}5$, die für $p_{X,A} = 0{,}6$ und $p_{Y,A} = 0{,}8$ identisch mit denen für $p_{X,A} = 0{,}2$ und $p_{Y,A} = 0{,}4$ und die für $p_{X,A} = 0{,}7$ und $p_{Y,A} = 0{,}9$ identisch mit denen für $p_{X,A} = 0{,}1$ und $p_{Y,A} = 0{,}3$

von $n = 213 (= 71 + 142)$; die exakte Power für diese Fallzahl beträgt 80,4 %. Die exakte Gesamtfallzahl beträgt 207 $(= 69 + 138)$ mit zugehöriger Power 80,1 %. Würde man einen Gesamt-Stichprobenumfang von 206 den Gruppen balanciert zuordnen $(= 103 + 103)$, so würde man eine Power von $1 - \beta = 84,7$ % erzielen. Umgekehrt benötigt man nach der exakten Berechnungsmethode 188 Patienten, um bei balancierter Allokation eine Power von 80 % zu erreichen, die Approximationsformel liefert einen Stichprobenumfang von 186. Bei einem Verhältnis des Stichprobenumfangs von 1:3 bzw. 1:5 zwischen Placebo und aktiver Therapie betragen die aus der Approximationsformel resultierenden und die exakten Gesamtfallzahlen jeweils 252 bzw. 342. Die nicht-balancierte Zuweisung der Patienten zu den Gruppen führt also zu einem Zuwachs der Fallzahl gegenüber der 1:1-Allokation von 34,0 % bzw. 81,9 %. Diese Zahlen sind ähnlich zu denen für normalverteilte Zielgrößen. Es gibt jedoch auch Unterschiede: In Kap. 4 hatten wir gesehen, dass für den z- und den t-Test eine balancierte Zuordnung der Patienten zu den Vergleichsgruppen bei gegebenem Gesamt-Stichprobenumfang zur größten Power führt, aus statistischer Sicht also optimal ist. Brittain und Schlesselmann (1982) zeigten, dass dies beim Raten-Vergleich mit dem Chi-Quadrat- bzw. Normalapproximations-Test nicht notwendigerweise der Fall ist. Allerdings verläuft für eine gegebene Konstellation von $p_{X,A}$, $p_{Y,A}$ und α die Kurve, die die – durch Invertierung von Formel Gl. 5.7c erhaltene – approximative Power in Abhängigkeit des Allokationsverhältnisses darstellt, in einem recht breiten Wertebereich für r vergleichsweise flach. Deshalb sind nicht-optimale Allokationsverhältnisse oftmals nicht wesentlich ineffizienter als die optimale Zuordnung der Patienten zu den Gruppen. Gleiches gilt auch für die Fallzahlberechnung nach der exakten Methode, was nachfolgend anhand der **Parkinson-Studie** illustriert werden soll. Für $p_{X,A} = 0,3$, $p_{Y,A} = 0,5$ und den einseitigen Normalapproximations-Test zum Niveau 0,025 resultiert aus einer balancierten Zuordnung von 188 Patienten (d. h. $n_X = n_Y = 94$) eine exakte Power von 80,0 %. Für diesen Gesamt-Stichprobenumfang beträgt die maximale Power 81,6 %, die für die Fallzahlaufteilung $n_X = 97, n_Y = 91$ ($r = 0,94$) erzielt wird. Für alle Allokationsverhältnisse $0,73 < r < 1,32$ (d. h. für $79 < n_Y < 107$) liegt die Power über 80 % (mit Ausnahme der Konstellation $n_X = 99, n_Y = 89$, für die die Power 79,8 % beträgt).

Es wurde bereits erwähnt, dass die Teststatistik des Normalapproximations-Tests nur asymptotisch normalverteilt ist. Es ist deshalb nicht sichergestellt, dass bei Anwendung dieses Tests die vorgegebene Wahrscheinlichkeit für einen Fehler 1. Art eingehalten wird. Für $p_X = p_Y = p$ lässt sich mit Gl. 5.8 das tatsächliche Niveau des Normalapproximations-Tests bei einem nominalen einseitigen Niveau $\alpha/2$ berechnen. In Abb. 5.1 ist für $p = 0,1$, 0,3 und 0,5 und $r = n_Y/n_X = 2$ das tatsächliche Niveau des Normalapproximations-Tests bei einem nominalen Niveau

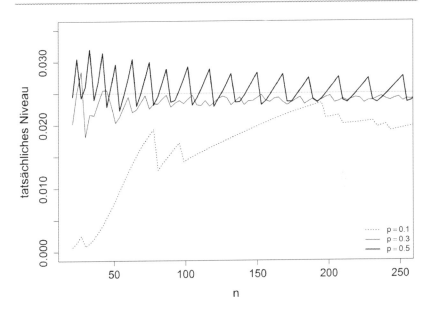

Abb. 5.1 Tatsächliches Niveau des Normalapproximations-Tests bei nominalem einseitigen Niveau $\alpha/2 = 0{,}025$ für Gesamtfallzahl n, Fallzahl-Allokationsverhältnis $r = n_Y / n_X = 2$ und Raten $p_X = p_Y = p$

0,025 in Abhängigkeit von der Gesamtfallzahl dargestellt. Man sieht, dass sich für steigenden Stichprobenumfang das tatsächliche Niveau dem nominalen annähert, der Verlauf aber für verschiedene Werte von p qualitativ und quantitativ unterschiedlich ist. Während der Normalapproximations-Test für $p = 0{,}1$ das Niveau kontrolliert und insbesondere für kleine Fallzahlen extrem konservativ ist, tritt für $p = 0{,}3$ und $p = 0{,}5$ eine Überschreitung der vorgegebenen Wahrscheinlichkeit eines Fehlers 1. Art auf, die für $p = 0{,}5$ größer ausfällt als für $p = 0{,}3$.

Der Wert von p ist in einer konkreten Anwendungssituation nicht bekannt. Deshalb lässt sich das maximale Ausmaß einer eventuellen Niveauüberschreitung in einem Auswertungsszenario nur dadurch quantifizieren, dass man zu den entsprechenden Werten für n_X und n_Y das Maximum der tatsächlichen Niveaus über alle $p \in [0, 1]$ bestimmt. Umgekehrt ergibt sich daraus die Möglichkeit, durch eine Korrektur des nominalen Niveaus einen asymptotischen Test zu erhalten, der die strikte Einhaltung des Signifikanzniveaus garantiert. Bei diesem niveau-korrigierten Normalapproximations-Test wird die Testentscheidung zu einem nominalen Niveau

$\alpha^* < \alpha$ durchgeführt, für das das maximale tatsächliche Niveau für alle $p \in [0,1]$ nicht größer als α ist. Eine zweite Variante eines Tests für den Zwei-Gruppen-Vergleich von Raten, der das Signifikanzniveau einhält, ist der exakte Test von Fisher (Irwin, 1935). Hier wird der für die Testentscheidung verwendete p-Wert bedingt auf die beobachteten Randsummen der Vierfeldertafel berechnet, und die Nullhypothese wird abgelehnt, wenn dieser p-Wert kleiner als α ist. Dieser Test hält das Signifikanzniveau strikt ein, ist aber oftmals unnötig konservativ, d. h., das tatsächliche Niveau liegt deutlich unter α. Aus dieser Eigenschaft resultiert ein (teilweise erheblicher) Powerverlust; umgekehrt ist zur Erzielung der gleichen Power eine unnötig hohe Fallzahl notwendig. In der **Parkinson-Studie** war der exakte Test von Fisher für die primäre Auswertung vorgesehen. Um für diesen Test bei den angenommenen Responder-Raten von $p_{X,A} = 0{,}30$ und $p_{Y,A} = 0{,}50$ bei einem einseitigen Niveau von $\alpha/2 = 0{,}025$ und Randomisierungsverhältnis 1:2 eine Power von $1 - \beta = 0{,}80$ zu erzielen, ist ein Gesamt-Stichprobenumfang von $n = 234\,(= 78 + 156)$ notwendig, gegenüber $n = 213$ für den Normalapproximations-Test. Aufgrund der ausgeprägten Konservativität des exakten Tests von Fisher gaben Lydersen et al. in ihrem Tutorial deshalb die Empfehlung „The traditional Fisher's exact test should practically never be used" (Lydersen et al. 2009, S. 1174). Im folgenden Kapitel wird der Fisher-Boschloo-Test und die zugehörige Methode zur Fallzahlberechnung vorgestellt. Dieser Test garantiert die Einhaltung des Niveaus und reduziert die Konservativität des Fisher-Tests, womit er über Eigenschaften verfügt, die attraktiv für die Anwendung sind.

5.2   Auswertung mit dem Fisher-Boschloo-Test

Der Fisher-Boschloo-Test (Boschloo 1970) basiert auf dem p-Wert des bedingten exakten Tests von Fisher. Um die Konservativität des Fisher-Tests zu reduzieren, kann man konzeptuell analog wie bei der im vorangehenden Kapitel beschriebenen Niveau-Korrektur des Normalapproximations-Tests vorgehen; nun wird das nominale Niveau aber erhöht: Der Fisher-Boschloo-Test legt als nominales Niveau das maximale Niveau $\alpha^* > \alpha$ zugrunde, für das für alle $p \in [0,1]$ das tatsächliche Niveau des Fisher-Tests nicht größer als α ist. Der einseitige Fisher-Boschloo-Test besitzt eine gleichmäßig höhere Power als der einseitige exakte Test von Fisher (Boschloo 1970) und weist für die Mehrzahl der in Wellek (2015) untersuchten Alternativen eine höhere Power auf als der im vorangehenden Kapitel vorgestellte niveau-korrigierte Normalapproximations-Test.

Die Bestimmung des exakten Stichprobenumfangs zum Fisher-Boschloo-Test erfolgt iterativ und ist insbesondere für größere Fallzahlen sehr rechenaufwendig.

Wellek (2015) schlug eine alternative Methode vor, die ebenfalls iterativ vorgeht, aber erheblich weniger Rechenzeit benötigt und approximative Fallzahlen liefert, die nahe bei den exakten liegen. Als Startwert für beide iterative Verfahren wird die approximative Fallzahl zum asymptotischen Normalapproximations-Test aus Gl. 5.7c verwendet. In Tab. 5.3 sind für die gleichen Szenarien wie für den Normalapproximations-Test (Tab. 5.2) die approximativen und exakten Gesamtfallzahlen mit den zugehörigen exakten Power-Werten für den Fisher-Boschloo-Test angegeben. Die approximativen Fallzahlen unterscheiden sich für die Mehrzahl der betrachteten Konstellationen nicht wesentlich von den exakten Fallzahlen und liefern darüber hinaus Power-Werte, die mindestens so groß wie die gewünschte Power sind. Die Berechnung der exakten Fallzahl dauerte für die Einträge in Tab. 5.3 auf einem durchschnittlichen PC zwischen drei und zehn Minuten. Zumindest für Fallzahlen in dieser Größenordnung ist die exakte Berechnung damit ein gangbarer Weg. Da die approximativ berechnete Fallzahl in der Regel größer ist als die tatsächlich notwendige, ist die exakte Bestimmung des

Tab. 5.3 Approximative und exakte Gesamtfallzahl (zugehörige exakte Power) für den Fisher-Boschloo-Test $(\alpha / 2 = 0{,}025$, einseitig, $1 - \beta = 0{,}80)$

$p_{X,A}$	$p_{Y,A}$	approximativ (exakte Power)	exakt (exakte Power)
$r = n_Y / n_X = 1$[a]			
0,1	0,3	130 (81,7 %)	126 (80,0 %)
0,2	0,4	172 (81,4 %)	168 (80,2 %)
0,3	0,5	196 (81,8 %)	190 (80,1 %)
0,4	0,6	206 (80,8 %)	204 (80,1 %)
$r = n_Y / n_X = 2$			
0,1	0,3	150 (82,4 %)	147 (80,7 %)
0,2	0,4	195 (82,2 %)	186 (80,3 %)
0,3	0,5	225 (82,7 %)	213 (80,4 %)
0,4	0,6	237 (80,8 %)	219 (80,2 %)
0,5	0,7	219 (81,8 %)	210 (80,3 %)
0,6	0,8	192 (82,2 %)	186 (80,7 %)
0,7	0,9	144 (81,5 %)	138 (80,7 %)

[a]Für $r = n_y / n_X = 1$ sind die Fallzahlen und zugehörigen Power-Werte für $p_{X,A} = 0{,}5$ und $p_{Y,A} = 0{,}7$ identisch mit denen für $p_{X,A} = 0{,}3$ und $p_{Y,A} = 0{,}5$, die für $p_{X,A} = 0{,}6$ und $p_{Y,A} = 0{,}8$ identisch mit denen für $p_{X,A} = 0{,}2$ und $p_{Y,A} = 0{,}4$ und die für $p_{X,A} = 0{,}7$ und $p_{Y,A} = 0{,}9$ identisch mit denen für $p_{X,A} = 0{,}1$ und $p_{Y,A} = 0{,}3$

Stichprobenumfangs immer dann, wenn die Rechenzeit es zulässt, auch für den Fisher-Boschloo-Test die Methode der Wahl.

In der **Parkinson-Studie** beträgt das Allokationsverhältnis $r = 2$, und als Responder-Raten wurden $p_{X,A} = 0{,}30$ für die Placebo-Gruppe und $p_{Y,A} = 0{,}50$ für die aktive Gruppe angenommen. Für den einseitigen Fisher-Boschloo-Test zum Niveau 0,025 und zur gewünschten Power $1 - \beta = 0{,}80$ ergibt sich ein approximativer Stichprobenumfang von $n = 225 \, (= 75 + 150)$ mit zugehöriger Power 82,7 %. Die exakte Gesamtfallzahl beträgt 213 $(= 71 + 142)$ bei einer Power von 80,4 %. Würde man den Gesamt-Stichprobenumfang von 212 den beiden Gruppen balanciert zuordnen, so würde man eine Power von 84,2 % erzielen. Umgekehrt ist bei gleichen Gruppengrößen eine exakte Gesamtfallzahl von $n = 190$ zum Erreichen einer Power von 80 % erforderlich; mit der approximativen Methode erhält man eine Fallzahl von 196. Bei einem Allokationsverhältnis von $r = 3$ bzw. $r = 5$ steigt die exakte Gesamtfallzahl auf 252 bzw. 342 und damit um 32,6 % bzw. 80,0 % gegenüber dem bei balancierter Zuordnung notwendigen Stichprobenumfang. Der Zuwachs ist damit sehr ähnlich zu dem bei Auswertung mit dem Normalapproximations-Test und dem bei normalverteilten Daten.

Fallzahlberechnung für Vergleiche von mehr als zwei Gruppen bei normalverteilter und binärer Zielgröße und Unterschieds-Fragestellung

6.1 Normalverteilte Zielgröße und Auswertung mit dem F-Test

Mit dem in Kap. 3 beschriebenen allgemeinen Ansatz lässt sich die benötigte Fallzahl auch für die Situation berechnen, dass $k > 2$ Gruppen bezüglich einer normalverteilten Zielgröße verglichen werden sollen. Wir setzen wieder gleiche Varianzen σ^2 und der Einfachheit halber gleiche Fallzahlen n/k in den k Gruppen voraus, wobei n wiederum die Gesamtfallzahl bezeichnet. Mit den Erwartungswerten $\mu_i, i = 1, \ldots, k$, lautet die Nullhypothese für die Fragestellung, ob ein Unterschied zwischen den Gruppen besteht, $H_0: \mu_1 = \mu_2 = \ldots \mu_k$ und die Alternativhypothese $H_1: \mu_u \neq \mu_v$ für mindestens ein Paar $u, v \in \{1, \ldots, k\}, u \neq v$. Bezeichnet man mit $X_{ij}, i = 1, \ldots, k, j = 1, \ldots, n/k$, die Beobachtung von Patient j in Gruppe i, mit $\overline{X}_{i.}$ den Mittelwert in Gruppe i und mit $\overline{X}_{..}$ den Gesamt-Mittelwert über alle Gruppen und Patienten, so lautet die F-Teststatistik

$$F = \frac{\frac{n}{k} \cdot \sum_{i=1}^{k} \left(\overline{X}_{i.} - \overline{X}_{..}\right)^2 / (k-1)}{\sum_{i=1}^{k} \sum_{j=1}^{n/k} \left(X_{ij} - \overline{X}_{i.}\right)^2 / (n-k)}.$$

Unter der Nullhypothese ist die F-Teststatistik zentral F-verteilt mit $(k-1, n-k)$ Freiheitsgraden und unter der Alternativhypothese nicht-zentral F-verteilt mit der gleichen Anzahl von Freiheitsgraden und Nicht-Zentralitätsparameter $\lambda = \left(\frac{n}{k}\right) \cdot \left(\frac{\Delta_A}{\sigma}\right)^2$, wobei $\Delta_A^2 = \sum_{i=1}^{k} (\mu_{i,A} - \overline{\mu}_A)^2$ mit $\overline{\mu}_A = \left(\frac{\sum_{i=1}^{k} \mu_{i,A}}{k}\right)$.

Bezeichnet man die entsprechenden Verteilungsfunktionen mit $F_{F;k-1,n-k,0}$ bzw.

© Springer Fachmedien Wiesbaden GmbH 2018
M. Kieser, *Fallzahlberechnung in der medizinischen Forschung*,
essentials, https://doi.org/10.1007/978-3-658-20740-3_6

$F_{F;k-1,n-k,\lambda}$, so folgt aus Gl. 3.5 die Bestimmungsgleichung für die Fallzahl zum Signifikanzniveau α und zur gewünschten Power $1 - \beta$:

$$F^{-1}_{F;k-1,n-k,0}(1 - \alpha) = F^{-1}_{F;k-1,n-k,\lambda}(\beta). \tag{6.1}$$

Die kleinste ganze Zahl n, die Gl. 6.1 erfüllt (genauer: die entsprechende Ungleichung, bei der in Gl. 6.1 „=" durch „$\leq$" ersetzt ist), kann mit jeder statistischen Software, in der die zentrale und die nicht-zentrale F-Verteilung implementiert sind, auf einfache Weise iterativ bestimmt werden.

In der **ChroPac-Studie** wurden zwei Operationsverfahren verglichen, und es wurde ein klinisch relevanter Unterschied von $\Delta_A = 10$ und eine Standardabweichung von $\sigma = 20$ angenommen. Bei balancierter Zuordnung war für einen zweiseitigen t-Test zu $\alpha = 0,05$ eine Gesamtfallzahl von $n = 172 (= 86 + 86)$ notwendig, um eine Power von $1 - \beta = 0,90$ zu erzielen. Zur Illustration nehmen wir an, dass stattdessen ein Vergleich zwischen drei Operationsverfahren durchgeführt worden wäre. Unter der Voraussetzung, dass der Erwartungswert der dritten Gruppe identisch mit dem Mittelwert der Erwartungswerte der beiden Gruppen der ChroPac-Studie (bzw. identisch mit dem Erwartungswert einer dieser beiden Gruppen) ist, ergibt sich aus Gl. 6.1, dass zur Sicherstellung der gleichen Power bei Auswertung mit dem F-Test zum gleichen Niveau $n = 309 (= 3 \times 103)$ (bzw. $n = 231 (= 3 \times 77)$) Patienten notwendig sind.

6.2   Binäre Zielgröße und Auswertung mit dem Chi-Quadrat-Test

Auch für binäre Daten lässt sich die Fallzahlberechnungs-Methode für die Situation des Vergleichs von $k > 2$ Gruppen mithilfe des in Kap. 3 beschriebenen allgemeinen Ansatzes herleiten. Der Einfachheit halber nehmen wir wie im vorangehenden Unterkapitel 6.1 gleiche Fallzahlen n/k in den k Gruppen an, wobei n die Gesamtfallzahl bezeichnet. Die Nullhypothese für die Fragestellung, ob ein Unterschied zwischen den Gruppen besteht, lautet dann $H_0: p_1 = p_2 = \ldots = p_k$, wobei $p_i, i = 1, \ldots, k$, die Eintrittswahrscheinlichkeit des interessierenden Ereignisses in Gruppe i bezeichnet; die Alternativhypothese lautet $H_1: p_u \neq p_v$ für mindestens ein Paar $u, v \in \{1, \ldots, k\}, u \neq v$. Mit X_i wird die Summe der in Gruppe i aufgetretenen Ereignisse bezeichnet, mit $\widehat{P}_i = \frac{X_i}{n/k}$ die Ratenschätzung in Gruppe i und mit $\widehat{\overline{P}} = \frac{\sum_{i=1}^{k} X_i}{n}$ die mittlere Ratenschätzung über alle Gruppen. Dann kann H_0 mit der Teststatistik

$$\chi^2 = \left(\frac{n}{k}\right) \cdot \sum_{i=1}^{k} \frac{(\widehat{P}_i - \widehat{\overline{P}})^2}{\widehat{\overline{P}} \cdot (1 - \widehat{\overline{P}})} \tag{6.2}$$

getestet werden. Unter der Nullhypothese ist χ^2 asymptotisch zentral Chi-Quadrat-verteilt mit $k - 1$ Freiheitsgraden und unter der Alternativhypothese nicht-zentral Chi-Quadrat-verteilt mit der gleichen Anzahl von Freiheitsgraden und Nicht-Zentralitätsparameter $\lambda = \left(\frac{n}{k}\right) \cdot \frac{\Delta_A^2}{\overline{p}_A \cdot (1 - \overline{p}_A)}$, wobei $\Delta_A^2 = \sum_{i=1}^{k} (p_{i,A} - \overline{p}_A)^2$ mit $\overline{p}_A = \left(\frac{\sum_{i=1}^{k} p_{i,A}}{k}\right)$; $p_{i,A}$, $i = 1, \ldots, k$, bezeichnet dabei die unter der Alternativhypothese angenommene Eintrittswahrscheinlichkeit des interessierenden Ereignisses in Gruppe i (Lachin 1977). Man beachte die strukturelle Analogie bzgl. Teststatistik und Nicht-Zentralitätsparameter mit dem im vorangehenden Abschn. 6.1 behandelten F-Test. Bezeichnet man die Verteilungsfunktionen der zentralen bzw. nicht-zentralen Chi-Quadrat-Verteilung mit $F_{\chi^2;k-1,0}$ bzw. $F_{\chi^2;k-1,\lambda}$, so erhält man aus Gl. 3.5 die Bestimmungsgleichung für die Fallzahl bei einem Test zum Niveau α und bei gewünschter Power $1 - \beta$:

$$F^{-1}_{\chi^2;k-1,0}(1 - \alpha) = F^{-1}_{\chi^2;k-1,\lambda}(\beta). \tag{6.3}$$

In der **Parkinson-Studie** wurden Responder-Raten von $p_{X,A} = 0,30$ für die Placebo- und $p_{Y,A} = 0,50$ für die aktive Gruppe angenommen. Bei balancierter Zuordnung zu den Gruppen, einseitigem Niveau $\alpha/2 = 0,025$ und gewünschter Power $1 - \beta = 0,80$ betrug die exakte Gesamtfallzahl 188 Patienten ($= 94 + 94$). Würde man eine zweite aktive Gruppe hinzunehmen und für diese eine Responder-Rate von 0,40 (bzw. 0,50) annehmen, so ergibt sich aus Gl. 6.3 für $\alpha = 0,05$ ein notwendiger Stichprobenumfang von $n = 348 (= 3 \times 116)$ (bzw. $n = 267 (= 3 \times 89)$).

Allgemeine Überlegungen bei der Fallzahlberechnung 7

Im Folgenden sind Punkte aufgeführt, die unabhängig von der konkreten Anwendungssituation bei der Fallzahlberechnung grundsätzlich immer zu beachten bzw. zu spezifizieren sind. Die Angabe der entsprechenden Information ist notwendig, um die Fallzahl zu bestimmen, aber auch um in Studienprotokollen und Publikationen die der Fallzahlberechnung zugrunde liegenden Überlegungen transparent und nachvollziehbar darzustellen.

Primäre Zielgröße(n), auf die sich die Fallzahlberechnung bezieht. Im Rahmen der konfirmatorischen Analyse wird die primäre Fragestellung eines medizinischen Forschungsprojektes adressiert. Vorteilhaft ist es, wenn die zugehörige Arbeitshypothese mittels einer einzigen Zielgröße formuliert werden kann; das festgelegte Signifikanzniveau α muss dann nicht adjustiert werden. Es gibt aber auch Situationen, in denen die verschiedenen Facetten einer Erkrankung bzw. eines therapeutischen Effektes nicht mit einer einzigen Zielgröße abgebildet werden können. In jedem Fall sind die Zielgrößen, auf die sich die Fallzahlberechnung bezieht, anzugeben, und diese sollten mit den in der konfirmatorischen Auswertung analysierten übereinstimmen.

Verwendeter statistischer Test. Die notwendige Fallzahl hängt maßgeblich von dem für die Auswertung vorgesehenen statistischen Test ab. Deshalb sollte die Fallzahlberechnung auf diesem basieren. Der Test sollte so gewählt werden, dass er adäquat für das Skalierungsniveau der Zielgröße ist und in der vorliegenden Design-Situation die größte Effizienz besitzt.

Signifikanzniveau. In der medizinischen Forschung hat sich bei zweiseitiger Fragestellung für das Signifikanzniveau ein Wert von $\alpha = 0{,}05$ als „Standard" etabliert. Im regulatorischen Umfeld wird bei einseitiger Testung die Verwendung der Hälfte des zweiseitigen Niveaus empfohlen, in der Regel also ein Wert von 0,025 (ICH 1998; CPMP 2000). Die Verwendung von Niveaus, die von diesen Werten abweichen, sollte begründet werden. Beispielsweise sind bei Studien für

© Springer Fachmedien Wiesbaden GmbH 2018
M. Kieser, *Fallzahlberechnung in der medizinischen Forschung,*
essentials, https://doi.org/10.1007/978-3-658-20740-3_7

seltene Erkrankungen oftmals nur wenige Patienten in einem akzeptablen Zeitrah-
men rekrutierbar, sodass unter Umständen das Signifikanzniveau erhöht wird (mit
entsprechenden Konsequenzen für die Wahrscheinlichkeit falsch positiver Studienergebnisse), um mit der realisierbaren Fallzahl eine ausreichende Power zu
erzielen. Werden bei der konfirmatorischen Analyse mehrere Hypothesen getestet,
dann erfordert dies die Anwendung einer geeigneten multiplen Testprozedur, um
die Wahrscheinlichkeit eines (multiplen) Fehlers 1. Art zu kontrollieren. Die Auswirkungen auf das bei der Fallzahlberechnung zu verwendende Niveau sind entsprechend darzustellen und zu berücksichtigen (siehe hierzu auch Abschn. 8.3).

Gewünschte Power. Typischerweise verwendete Werte für die gewünschte
statistische Power sind $1 - \beta = 0,80$ oder $0,90$. Dass man sich in der Regel mit
einer höheren Wahrscheinlichkeit für einen Fehler 2. Art zufrieden gibt als mit
der für einen Fehler 1. Art üblichen $0,05$ liegt ausschließlich an den realisierbaren Fallzahlen. Jede Erhöhung des Fehlers 2. Art mindert die Chance, eine
zutreffende Alternativhypothese (in unseren Einführungsbeispielen: eine wirksame Intervention) mit der Studie nicht als solche zu identifizieren. Deshalb wird
zuweilen eine statistische Power von $0,95$ angestrebt, wenn die geplante Studie
mutmaßlich die einzige ist, die zu dieser Fragestellung durchgeführt werden
kann, eine Wiederholung also nicht möglich ist und ein Fehler 2. Art besonders
fatal ist. Power-Werte unter $0,80$ bedürfen einer Begründung, weil sich hier die
Frage stellt, ob der mutmaßlich nur mit moderater Wahrscheinlichkeit zu erwar-
tende Erkenntnisgewinn in einem ethisch vertretbaren Verhältnis zu den zusätz-
lichen Maßnahmen, die im Rahmen der Studie für die Patienten anfallen, und zu
den aufgewendeten Ressourcen steht. Beispielsweise ist bei seltenen Erkrankungen die notwendige Patientenzahl für eine Studie häufig nur rekrutierbar, wenn
man die Power unter die üblichen Werte senkt. Eine Evaluation neuer Therapien
ist dann nur unter diesen Voraussetzungen überhaupt möglich.

Angenommener klinisch relevanter Unterschied. Eine medizinische Studie,
die einen vermuteten Unterschied zwischen verschiedenen Interventionen unter-
sucht, ist ethisch und ökonomisch nur dann vertretbar, wenn die angenommene
Differenz von klinischer Relevanz für die Patienten ist. In diesem Zusammenhang
bezeichnet die sogenannte minimale klinisch relevante Differenz den kleinsten
Unterschied, den Patienten als vorteilhaft wahrnehmen und der, unter der Voraussetzung keiner wesentlichen Nebenwirkungen und nicht zu hoher Kosten, zu einer
Änderung der Behandlungsstrategie Anlass geben würde (Jaeschke et al. 1989).
Bei der Fallzahlberechnung ist dieser Wert der kleinste, der sinnvollerweise verwendet wird. Gibt es dagegen ausreichend fundierte Anhaltspunkte dafür, dass
der tatsächliche Unterschied größer als die minimale klinisch relevante Differenz
ist, dann liegt es nahe, bei der Fallzahlberechnung einen entsprechend größeren

Wert zugrunde zu legen. Die im englischsprachigen Raum anzutreffende Bezeichnung „expected difference with clinical relevance" inkludiert beide Aspekte. Die strikte Verwendung des minimalen klinisch relevanten Unterschieds führt zu einer (unter den gegebenen Umständen) maximal hohen Fallzahl. Demgegenüber trägt die Annahme eines größeren Wertes das Risiko, dass, falls der tatsächliche Unterschied nicht so groß ist wie der angenommene aber noch klinisch relevant, mit der berechneten Fallzahl die gewünschte Power nicht erreicht wird. Für einige Zielgrößen und Indikationen haben sich Werte für (minimale) klinisch relevante Unterschiede etabliert. Falls dies für die geplante Studie nicht der Fall ist, ist fundierte klinische Expertise zur Festlegung des angenommenen Unterschieds notwendig, und die klinische Relevanz dieses Wertes muss überzeugend begründet werden.

Angenommener Wert von „Störparametern". Störparameter bezeichnen Größen, die nicht in die statistischen Hypothesen eingehen, deren Wert aber die Power des entsprechenden statistischen Tests und damit die Fallzahl beeinflusst. Ein solcher Störparameter ist beispielsweise beim Zwei-Stichproben-Vergleich für normalverteilte Daten die Varianz. Werte für die Störparameter, die bei der Fallzahlberechnung verwendet werden können, erhält man, sofern verfügbar, aus Pilotstudien oder systematischen Reviews bzw. Meta-Analysen, die die Ergebnisse vorangehender Studien zusammenfassen. Üblicherweise variieren diese Werte allerdings von Studie zu Studie, weshalb eine gewisse Unsicherheit in der Planungsphase letztlich unvermeidlich ist. Um den Einfluss auf die Fallzahl beurteilen zu können, empfiehlt es sich, die Berechnungen für verschiedene, innerhalb eines plausiblen Bereichs gewählte Werte der Störparameter durchzuführen. Eine attraktive Alternative bieten moderne Studiendesigns, die es ermöglichen, die initialen Annahmen bezüglich der Größe der Störparameter im Studienverlauf zu überprüfen und die Fallzahl gegebenenfalls zu modifizieren (siehe hierzu auch Abschn. 8.4).

Verhältnis der Fallzahlen in den Vergleichsgruppen. Häufig wird in medizinischen Studien eine balancierte Zuordnung der Patienten zu den Vergleichsgruppen vorgenommen, d. h., die Fallzahlen pro Gruppe sind gleich. In vielen Fällen, wie z. B. beim Zwei-Stichproben-Test auf Unterschied bzw. Überlegenheit für normalverteilte Daten (Kap. 4), ist dieses Vorgehen auch aus statistischer Sicht optimal und führt zum kleinsten Gesamt-Stichprobenumfang. Es gibt jedoch auch Situationen, in denen es ratsam ist, einer der Gruppen eine höhere Fallzahl zuzuweisen. Vergleicht man beispielsweise in einer Studie eine neue Therapie mit einer Placebo-Behandlung und weist man ersterer mehr Patienten zu als der Kontrollgruppe, so erhält man mehr Information zu Wirksamkeit und Sicherheit der beforschten Therapie als bei einer balancierten Zuteilung. Der Effizienzverlust im

Vergleich zur optimalen Allokation ist für normalverteilte Zielgrößen bei „nicht zu extremen" Zuteilungsverhältnissen moderat (siehe Abb. 4.3 für den z-Test). Wir hatten bereits in Kap. 5 für den Zwei-Gruppen-Test auf Raten-Unterschied bzw. -Überlegenheit gesehen, dass es manchmal aus statistischer Sicht sogar vorteilhaft ist, die Fallzahl den Vergleichsgruppen nicht balanciert zuzuweisen; dies gilt auch für weitere Designs und Fragestellungen (siehe z. B. Farrington und Manning 1990; Pigeot et al. 2003; De Boo und Zielhuis 2004; Kieser und Friede 2007). In der Anwendung ist es in jedem Fall ratsam, Berechnungen für mehrere Fallzahlverhältnisse durchzuführen, um die Auswirkung auf die Fallzahl einschätzen zu können.

Angenommene „drop-out"-Rate. Es ist eher die Ausnahme als die Regel, dass in medizinischen Studien alle Werte der primären Zielgröße(n) bei allen Studienteilnehmern wie geplant erhoben werden können. Gründe hierfür sind zum Beispiel ein vorzeitiger Studienabbruch wegen deutlicher Verbesserung oder Verschlechterung des Gesundheitszustandes oder außerhalb der Studie liegende Ursachen. Das sogenannte „intention-to-treat-Prinzip" (siehe z. B. Fisher et al. 1990) fordert, dass alle in die Studie eingeschlossenen Patienten auch in die Auswertung eingehen. Dies kann bei unvollständigen Daten durch die Anwendung geeigneter Methoden zur Ersetzung fehlender Werte erreicht werden. Dennoch gehen unvollständige Daten zwangsläufig mit einem Informations- (und damit Power-) Verlust einher, der bereits bei der Fallzahlberechnung berücksichtigt werden sollte. Der einfachste Weg besteht darin, die berechnete Fallzahl um die angenommene „drop-out"-Rate nach oben zu korrigieren. Dies resultiert in einer „Überkompensation" des erwarteten Informationsverlusts, stellt aber sicher, dass unter den Planungsannahmen (mindestens) die gewünschte Power erreicht wird.

Verwendete Methode und Software. Um die Fallzahlberechnung nachvollziehen zu können, ist die Angabe der verwendeten Methode und der Software nötig. Folgende Kriterien sollten bei der Auswahl einer geeigneten Fallzahlberechnungs-Software Berücksichtigung finden:

- das angebotene Methodenspektrum sollte den Notwendigkeiten auf der Benutzerseite entsprechen
- die implementierten Algorithmen sollten dokumentiert sein
- es sollten Aussagen zur Validierung verfügbar sein
- die Benutzerfreundlichkeit sollte für den Anwender akzeptabel sein
- der Preis sollte den Möglichkeiten des Anwenders entsprechen

Bedeutung und Gewichtung der o. g. Aspekte hängen von der jeweiligen Arbeitsumgebung des Benutzers ab. Die in diesem Buch dargestellten Methoden

zur Fallzahlberechnung sind in einem Programm implementiert, das unter http://
www.biometrie.uni-heidelberg/fallzahlberechnung frei verfügbar ist und das ohne
spezifische Software-Kenntnisse angewendet werden kann.

Aufgrund der Vielzahl von statistischen Tests und zugehörigen Fallzahlberechnungs-Methoden sowie der Vielfältigkeit der Bezeichnungsweisen sollte bei
jeder Anwendung auf alle Fälle das zugrunde liegende Verfahren spezifiziert werden. Wir haben in Kap. 5 gesehen, dass unkonkrete Angaben wie zum Beispiel
„Fallzahlberechnung für Vierfeldertest" die eingesetzte Methode nicht definieren,
sondern vielmehr erhebliche Unsicherheit schaffen, welches der zahlreichen Verfahren tatsächlich verwendet wurde.

Ausblick 8

Dem einführenden Charakter dieses Buchs und der Ausrichtung der *essentials*-Buchreihe entsprechend können hier naturgemäß nur wenige Anwendungsszenarien im Detail behandelt werden. In diesem Kapitel werden mit weiteren Beispielen Einblicke in die Vielfalt von Herausforderungen, die in der Praxis an die Fallzahlberechnung gestellt werden, gegeben und Hinweise auf zugehörige Methoden präsentiert.

8.1 Nicht-Unterlegenheits- und Äquivalenz-Fragestellungen

Die bislang behandelten Methoden zur Fallzahlberechnung bezogen sich auf Fragestellungen, bei denen Unterschiede zwischen zwei Gruppen (zweiseitig) bzw. die Überlegenheit einer Gruppe gegenüber der Vergleichsgruppe (einseitig) nachgewiesen werden sollen. Häufig fungiert in der therapeutischen Forschung eine Placebo-Gruppe als Kontrollgruppe. In zahlreichen Indikationen gibt es jedoch wirksame Therapien, und ein Einsatz von Placebo ist aufgrund potenzieller schwerwiegender und irreversibler Nachteile, die mit dessen Anwendung verbunden sein können, ethisch nicht vertretbar. Ein Beispiel hierfür sind schwere Depressionen, bei denen u. U. Suizidgefahr besteht und eine Behandlung mit einem Scheinmedikament inakzeptable Risiken mit sich bringen würde. Gleichzeitig gibt es etablierte Behandlungsverfahren für schwere Depressionen, deren Wirksamkeit bereits nachgewiesen wurde. In einer solchen Situation wird eine wirksame Therapie als Vergleichsbehandlung eingesetzt. Ziel der Studie ist dann häufig nicht der Nachweis einer überlegenen Wirksamkeit des neuen therapeutischen Ansatzes. Vielmehr wird angestrebt, zu zeigen, dass die

© Springer Fachmedien Wiesbaden GmbH 2018
M. Kieser, *Fallzahlberechnung in der medizinischen Forschung*,
essentials, https://doi.org/10.1007/978-3-658-20740-3_8

Wirksamkeit der untersuchten Intervention „nicht wesentlich" schlechter als die der Referenzbehandlung ist und gleichzeitig ein Vorteil hinsichtlich eines anderen Aspekts besteht, beispielsweise eine bessere Verträglichkeit oder ein einfacheres Einnahmeschema. Entsprechen höhere Werte der primären Zielgröße besseren Ergebnissen und ist der Erwartungswert der Referenzbehandlung mit μ_X und der der neuen Intervention mit μ_Y bezeichnet, so lautet die Alternativhypothese der Nicht-Unterlegenheits-Fragestellung bei normalverteilter Zielgröße $H_1\colon \mu_Y - \mu_X > -\delta$. Dabei bezeichnet $\delta > 0$ den prä-spezifizierten Margin, der das Ausmaß der noch akzeptablen (und damit evidenterweise klinisch irrelevanten) Unterlegenheit definiert. Das Design von Nicht-Unterlegenheits-Studien stellt eine Reihe von Herausforderungen an die Studienkonzeption (siehe z. B. D'Agostino et al. 2003), unter anderem die Festlegung eines adäquaten Nicht-Unterlegenheits-Bereichs. Die Nullhypothese kann in der o. g. Situation mit dem sogenannten verschobenen t-Test getestet werden, bei dem in Gl. 4.7 im Zähler der Teststatistik des „gewöhnlichen" t-Tests „$\overline{Y} - \overline{X}$" durch „$\overline{Y} - \overline{X} + \delta$" ersetzt wird. Diese Teststatistik ist unter der Nullhypothese mit der gleichen Anzahl an Freiheitsgraden wie der nicht-verschobene t-Test zentral t-verteilt und unter der Alternativhypothese $(\mu_Y - \mu_X)_A = \Delta_A$ nicht-zentral t-verteilt mit Nicht-Zentralitätsparameter $\lambda = \sqrt{\frac{r}{1+r} \cdot n_X} \cdot \left(\frac{\Delta_A + \delta}{\sigma}\right)^2$. Hierbei bezeichnet n wieder die Gesamtfallzahl und $r = n_Y/n_X$ das Verhältnis der Fallzahlen in den beiden Gruppen. Die Fallzahlberechnung kann deshalb analog zum t-Test auf Überlegenheit durchgeführt werden, indem „Δ_A" durch „$\Delta_A + \delta$" ersetzt wird. Dies erklärt, warum in Softwareprogrammen zur Fallzahlberechnung üblicherweise kein separates Modul für Nicht-Unterlegenheits-Tests enthalten ist. Für den Vergleich von Raten kann ein Test auf Nicht-Unterlegenheit grundsätzlich analog hergeleitet werden, wobei es hier verschiedene Möglichkeiten gibt, die Raten für die Varianzschätzung von $\hat{P}_Y - \hat{P}_X$, die im Nenner der Teststatistik steht, zu berechnen. Der Test von Farrington und Manning (1990) und das zugehörige Fallzahlberechnungs-Verfahren, bei der die sogenannte restricted maximum likelihood-Methode verwendet wird, erwiesen sich in einer umfangreichen Untersuchung, die verschiedene Ansätze verglich, als vorteilhaft (Roebruck und Kühn 1995).

Ein wichtiges Einsatzgebiet von Äquivalenzstudien ist der Nachweis der sogenannten Bioäquivalenz einer neuen Formulierung („Generikum") mit einer bereits zugelassenen Formulierung („Original") des gleichen Wirkstoffs. Hier wird die Konzentration des Wirkstoffs im Blutplasma im Zeitverlauf gemessen und das Freisetzungsausmaß bzw. die Freisetzungsrate anhand von Charakteristika wie der Fläche unter der Verlaufskurve und der maximalen Konzentration zwischen den beiden Formulierungen verglichen. Für eine normalverteilte Zielgröße ist die Äquivalenz nachgewiesen bei einer Testentscheidung für die Alternativhypothese H_1: $-\delta < \mu_Y - \mu_X < \delta$, wobei $\delta > 0$ den prä-spezifizierten Äquivalenzbereich $[-\delta, \delta]$ definiert; im allgemeinen Fall muss der Äquivalenzbereich nicht zwingend symmetrisch sein. Die Nullhypothese der Nicht-Äquivalenz ist aus Nullhypothesen zu zwei Nicht-Unterlegenheits-Fragestellungen zusammengesetzt, nämlich $H_0^\leq$: $\mu_Y - \mu_X \leq -\delta$ und $H_0^\geq$: $\mu_Y - \mu_X \geq \delta$. Die Nullhypothese kann zum Niveau α getestet werden, indem die beiden entsprechenden verschobenen t-Tests zum Niveau α angewendet werden. Unter Ausnutzung der Tatsache, dass die zugehörigen Teststatistiken bivariat t-verteilt sind und die Korrelation zwischen beiden 1 beträgt, kann die exakte Power bzw. Fallzahl durch numerische Integration berechnet werden (Hauschke et al. 2007, S. 120–221). Sehr gute Approximationen liefern wiederum die Formeln Gl. 4.11a bis c, wobei hier „Δ_A" durch „$\min(\Delta_A + \delta, \delta - \Delta_A)$", „$\alpha/2$" durch „$\alpha$" und für $\Delta_A = 0$ zusätzlich „β" durch „$\beta/2$" zu ersetzen sind.

8.2 Andere Verteilungen der Zielgröße

Zielgrößen, die (approximativ) normalverteilt oder binomialverteilt sind, treten in der medizinischen Forschung zwar sehr häufig auf, umfassen aber beileibe nicht das ganze Repertoire an Möglichkeiten. Mit ordinalen Skalen kann beispielsweise der Gesundheitszustand bzw. die Veränderung unter Therapie klassifiziert werden. Ein Beispiel hierfür ist die modifizierte Rankin-Skala, mit der auf einer 7-stufigen Skala das Ausmaß der neurologischen Beeinträchtigung nach einem Schlaganfall von 0 = „keine Symptome" bis 6 = „Tod infolge des Schlaganfalls" beschrieben werden kann (Rankin 1957) und die in klinischen Studien ein oftmals verwendeter Endpunkt ist. Wird als Zielgröße die Anzahl von Ereignissen, die in einem definierten Zeitraum auftritt, betrachtet, so kann dies mit der sogenannten Poisson-Verteilung modelliert werden. Dies geschieht beispielsweise in Studien bei Patienten mit multipler Sklerose, in denen die Anzahl neu auftretender Läsionen zur Beurteilung der Wirksamkeit von Therapien herangezogen wird. Eine weitere wichtige Anwendungssituation betrifft Fragestellungen, bei denen der Effekt einer Intervention anhand der Zeit bis zum Eintreten eines bestimmten Ereignisses gemessen wird, z. B. bis zum Erreichen einer definierten Verbesserung, bis zur Progression der Erkrankung oder bis zum Versterben. Im Vergleich zu den bisher behandelten Typen von Zielgrößen kommt hier die Schwierigkeit hinzu, dass in der Regel zumindest für einen Teil der Patienten innerhalb des Beobachtungszeitraums das Ereignis nicht eintritt, sondern lediglich ein Zeitpunkt bekannt ist, bis zu dem das Ereignis noch nicht eingetreten ist (sogenannte „zensierte Beobachtungen"). Dies erfordert die Anwendung spezieller Methoden der Überlebenszeitanalyse für die Auswertung. Für ordinale, Poisson-verteilte und Time-to-event Daten finden sich für Überlegenheits-Fragestellungen beispielsweise bei Whitehead (1993), Ng und Tang (2005) und Abel et al. (2015) Methoden zur Fallzahlberechnung für das jeweilige Verteilungsszenario.

Generell implizieren die jeweilige Anwendungssituation und der Typ der Zielgröße die Wahl des statistischen Tests für die Auswertung und diese wiederum den zugehörigen Ansatz für die Fallzahlberechnung. Es gibt deshalb ein Universum an Fallzahlberechnungs-Methoden, und in dieser Einführung können lediglich einige der Zentralgestirne dargestellt werden.

8.3 Multiplizität

Bislang sind wir davon ausgegangen, dass bei der konfirmatorischen Auswertung nur eine Nullhypothese getestet wird. In Studien mit mehreren primären Endpunkten oder mehr als zwei Vergleichsgruppen (oder einer Kombination beider) liegen jedoch mehrere Testprobleme vor. Um in diesen Situationen die (multiple) Wahrscheinlichkeit eines Fehlers 1. Art zu kontrollieren, muss eine geeignete multiple Testprozedur angewendet werden. Dies erfordert häufig eine Adjustierung der lokalen Signifikanzniveaus für die einzelnen Hypothesentests. Die tatsächlich anzuwendenden Niveaus ergeben sich – abhängig von der verwendeten multiplen Testprozedur – unter Umständen datengesteuert und sind dann folglich in der Planungsphase nicht bekannt; dies stellt eine Herausforderung für die Fallzahlberechnung dar. Weiterhin induziert die Multiplizität der Testprobleme die Notwendigkeit, einen der Fragestellung adäquaten Powerbegriff zu verwenden. Beispielsweise ist es in manchen Anwendungssituationen für einen Studienerfolg notwendig, dass alle untersuchten Nullhypothesen abgelehnt werden, während es in anderen ausreicht, dass dies für eine (bzw. bestimmte prä-spezifizierte) Hypothesen geschieht. In klinischen Studien bei Patienten mit Alzheimer-Demenz fordern europäische und US-amerikanische Guidelines beispielsweise, dass die Wirksamkeit in zwei primären Zielvariablen demonstriert werden muss (EMA 2008; FDA 2013). In anderen Indikationen reicht für die Zulassung ein signifikanter Effekt in einer von mehreren primären Zielgrößen aus. In mehrarmigen Studien können beispielsweise die Vergleiche zwischen allen involvierten Gruppen Gegenstand der konfirmatorischen Auswertung sein („all pairwise comparisons") oder nur die Vergleiche zu einer definierten (Kontroll-) Gruppe

(„many-to-one comparisons"). Die Festlegung auf einen der möglichen Ansätze hat entsprechende Konsequenzen für die multiple Testprozedur und die Fallzahlberechnung. Hilfreiche Hinweise für Methoden zur Fallzahlberechnung bei multiplen Fragestellungen findet man beispielsweise bei Horn und Vollandt (2001), Senn und Bretz (2007), Sozu et al. (2015) und Varga et al. (2017).

8.4 Fallzahl-Rekalkulation

Schon in Kap. 7 wurde auf die Bedeutung sogenannter Störparameter bei der Fallzahlberechnung hingewiesen. Obgleich sie nicht in die Formulierung der zu testenden Hypothesen eingehen, hat der Wert dieser Größen erheblichen Einfluss auf den notwendigen Stichprobenumfang. In der Planungsphase ist man hier auf Informationen aus zuvor durchgeführten Studien angewiesen. Sofern es vergleichbare Studien überhaupt gibt, unterscheiden sich diese häufig hinsichtlich wesentlicher Charakteristika, wie zum Beispiel der Ein- und Ausschlusskriterien, der Zahl und des Typs involvierter Zentren, der untersuchten Interventionen, der erlaubten Begleitbehandlungen etc. Es ist deshalb nicht verwunderlich, dass die Werte der Störparameter zwischen den Studien variieren, sodass in der Planungsphase in aller Regel diesbezüglich eine mehr oder weniger große Unsicherheit besteht. Durch Anwendung des sogenannten Designs mit interner Pilotstudie lässt sich diese Herausforderung effizient meistern. Hier wird zunächst eine initiale Fallzahl festgelegt, die auf dem (unter Umständen sehr unsicheren) Vorwissen basiert. Der Wert des Störparameters wird dann im Studienverlauf geschätzt, sobald für eine ausreichend große Anzahl von Patienten Daten für die Zielgröße vorliegen. Mit dem geschätzten Wert wird die Fallzahl rekalkuliert und, sofern notwendig, entsprechend modifiziert. Die Schätzung des Störparameters kann ohne Kenntnis der Gruppenzugehörigkeit der Patienten erfolgen, was in verblindeten Studien vorteilhaft und aus regulatorischer Sicht empfehlenswert ist (ICH 1998; EMA 2007; FDA 2010). In einer Vielzahl von Anwendungssituationen wurde gezeigt, dass dieses Design zu einer Robustheit der erzielten Power gegenüber eventuellen Fehlspezifikationen der Werte von Störparametern in der Planungsphase führt (siehe z. B. die Übersichtsarbeiten Friede und Kieser 2006; Proschan 2005). Es hat sich aber auch gezeigt, dass dieses Vorgehen in gewissen Anwendungsszenarien, z. B. bei Nicht-Unterlegenheits- und Äquivalenz-Fragestellungen mit normalverteilter Zielgröße, zu einer Überschreitung des Signifikanzniveaus führen kann. Dies ist insbesondere im regulatorischen Umfeld problematisch und muss durch geeignete Maßnahmen verhindert werden. Eine

Anwendung dieser Methodik ist deshalb nur unter Einbeziehung biostatistischer Expertise anzuraten.

Diese Empfehlung gilt noch ausdrücklicher für die Klasse der sogenannten adaptiven Designs (siehe z. B. Wassmer und Brannath 2016). Hier werden im Studienverlauf die Gruppen bezüglich der Zielgröße(n) verglichen. Abhängig vom Ergebnis kann die Studie vorzeitig beendet werden, und bei Fortführung können Designelemente, wie z. B. die Fallzahl, verändert werden. Sämtliche bis dato verfügbare Information kann in die Entscheidung zu eventuellen Veränderungen des ursprünglich geplanten Designs einfließen, bei der Fallzahl-Rekalkulation also neben den Werten der Störparameter auch der beobachtete Gruppenunterschied. Letztere Option war ursprünglich ein wesentlicher Beweggrund für die Entwicklung adaptiver Designs. Zu beachten ist dabei allerdings konzeptionell, dass der Aspekt der klinischen Relevanz des Effektes bei Verwendung des beobachteten Unterschieds Berücksichtigung finden muss, und aus statistischer Sicht, dass der beobachtete Effekt lediglich ein Punktschätzer des wahren Effekts ist, der mit einer von der zugrunde liegenden Fallzahl abhängigen und durchaus erheblichen Variabilität verbunden ist (Bauer und König 2006; Proschan et al. 2003). Beides führt dazu, dass dieses Vorgehen sorgfältiger Vorüberlegungen und biostatistischer Fachkenntnisse bedarf.

Die Welt medizinischer Studien, für die Fallzahlberechnungen notwendig sind, ist noch wesentlich bunter, und das Spektrum der Anwendungsszenarien ist noch weitaus vielfältiger als in dieser Einführung dargestellt. Nicht behandelt haben wir beispielsweise Cross-over-Designs, bei denen jeder Studienteilnehmer alle im Rahmen der Studie untersuchten Behandlungen sequenziell erhält, oder Studien, bei denen nicht einzelne Patienten, sondern ganze „Einheiten" (z. B. Arztpraxen oder Krankenhäuser) den Interventionen zugeordnet werden (sogenannte Cluster-randomisierte Studien). Auch haben wir uns auf Fallzahlberechnung zu Hypothesentests beschränkt und Methoden außer Acht gelassen, die eine definierte Präzision für die Schätzung einer interessierenden Größe sicherstellen. Dies und vieles mehr möchte der Autor in einem weiterführenden Buch präsentieren, das die hier vorgestellten Methoden vertiefen und ergänzen soll. Er hofft, dass der Leser Gefallen an der Fallzahlberechnung gefunden und „Appetit auf mehr" bekommen hat.

Was Sie aus diesem *essential* mitnehmen können

Mit dieser Einführung in die Fallzahlberechnung haben Sie …

- Anwendungsbeispiele aus der medizinischen Forschung kennengelernt und für diese die Fallzahlberechnung durchgeführt.
- das allgemeine Prinzip, das allen spezifischen Methoden zur Fallzahlberechnung zugrunde liegt, verstanden.
- gelernt, wie man die Fallzahl für Zwei- und Mehr-Gruppen-Vergleiche bei normalverteilten und binären Zielgrößen berechnet.
- in einem Ausblick weitere Methoden zur Fallzahlberechnung in anderen Anwendungssituationen kennengelernt.
- erfahren, was man bei der Fallzahlberechnung immer beachten muss.

© Springer Fachmedien Wiesbaden GmbH 2018
M. Kieser, *Fallzahlberechnung in der medizinischen Forschung*,
essentials, https://doi.org/10.1007/978-3-658-20740-3

Literatur

Abel, U., Jensen, K., Karapanagiotou-Schenkel, I., & Kieser, M. (2015). Some issues of sample size calculation for time-to-event endpoints using the Freedman and Schoenfeld formulas. *Journal of Biopharmaceutical Statistics, 25,* 1285–1311.

Bauer, P., & Koenig, F. (2006). The reassessment of trial perspectives from interim data – A critical view. *Statistics in Medicine, 25,* 23–36.

Boschloo, R. D. (1970). Raised conditional level of significance for the 2×2-table when testing the equality of two probabilities. *Statistica Neerlandica, 24,* 1–35.

Brittain, E., & Schlesselman, J. J. (1982). Optimal allocation for the comparison of proportions. *Biometrics, 38,* 1003–1009.

Committee for Proprietary Medicinal Products (CPMP). (2000). Points to consider on switching between superiority and non-inferiority. European agency for the evaluation of medicinal products. http://www.emea.europa.eu/docs/en_GB/document_library/Scientific_guideline/2009/09/WC500003658.pdf. Zugegriffen: 4. Dez. 2017.

D'Agostino, R. B., Massaro, J. M., & Sullivan, L. M. (2003). Non-inferiority trials: Design concepts and issues – The encounters of academic consultants in statistics. *Statistics in Medicine, 22,* 169–186.

De Boo, T. M., & Zielhuis, G. A. (2004). Minimization of sample size when comparing two small probabilities in a noninferiority safety trial. *Statistics in Medicine, 23,* 1683–1699.

Diener, M. K., Bruckner, T., Contin, P., Halloran, C., Glanemann, M., Schlitt, H. J., et al. (2010). ChroPac-Trial: Duodenum-preserving pancreatic head resection versus pancreatoduodenectomy for chronic pancreatitis. Trial protocol of a randomised controlled multicentre trial. *Trials, 11,* 47.

Diener, M. K., Hüttner, F. J., Kieser, M., Knebel, P., Dörr-Harim, C., Distler, M., Grützmann, R., Wittel, U. A., Schirren, R., Hau, H.-M, Kleespies, A., Heidecke, C.-D, Tomazic, A., Halloran, C. M., Wilhelm, T. J., Bahra, M., Beckurts, T., Börner, T., Glanemann, M., Steger, U., Treitschke, F., Staib, L., Thelen, K., Bruckner, T., Mihaljevic, A. L., Werner, J., Ulrich, A., Hackert, T., & Büchler, M. W. (2017). Partial pancreatoduodenectomy versus duodenum-preserving pancreatic head resection in chronic pancreatitis: The multicentre, randomised, controlled, double-blind ChroPac trial. *Lancet, 390,* 1027–1037.

European Medicines Agency (EMA)/Committee for Medicinal Products for Human Use (CHMP). (2007). Reflection paper on methodological issues in confirmatory clinical trials

© Springer Fachmedien Wiesbaden GmbH 2018
M. Kieser, *Fallzahlberechnung in der medizinischen Forschung,*
essentials, https://doi.org/10.1007/978-3-658-20740-3

planned with an adaptive design. http://www.ema.europa.eu/docs/en_GB/document_library/Scientific_guideline/2009/09/WC500003616.pdf. Zugegriffen: 4. Dez. 2017.

European Medicines Agency (EMA)/Committee for Medicinal Products for Human Use (CHMP). (2008). Guideline on medicinal products for the treatment of alzheimer's disease and other dementias. http://www.ema.europa.eu/docs/en_GB/document_library/Scientific_guideline/2009/09/WC500003562.pdf. Zugegriffen: 4. Dez. 2017.

European Medicines Agency (EMA)/Committee for Medicinal Products for Human Use (CHMP). (2015). Guideline for adjustment of baseline covariates in clinical trials. http://www.ema.europa.eu/docs/en_GB/document_library/Scientific_guideline/2015/03/WC500184923.pdf. Zugegriffen: 4. Dez. 2017.

Fahn, S., Elton, R. (1987). Members of the updrs development committee. In: S. Fahn, C. D. Marsden, D. B. Calne, & M. Goldstein (Hrsg.), *Recent developments in Parkinson's disease, Bd. 2.* (S. 153–163 und S. 293–304). Florham Park: Macmillan Health Care Information.

Fahrmeir, L., Heumann, C., Künstler, R., Pigeot, I., & Tutz, G. (2016). *Statistik.* Berlin: Springer Spektrum.

Farrington, C. P., & Manning, G. (1990). Test statistics and sample size formulae for comparative binomial trials with null hypothesis of non-zero risk difference or non-unity relative risk. *Statistics in Medicine, 9,* 1447–1454.

Fisher, L. D., Dixon, D. O., Herson, J., Frankowski, R. K., Hearon, M. S., & Pearce, K. E. (1990). Intention to treat in clinical trials. In K. E. Pearce (Hrsg.), *Statistical issues in drug research and development* (S. 331–350). New York: Marcel Dekker.

Food and Drug Administration (FDA). (2010). Guidance for industry adaptive design clinical trials for drugs and biologics. https://www.fda.gov/downloads/drugs/guidances/ucm201790.pdf. Zugegriffen: 4. Dez. 2017.

Food and Drug Administration (FDA). (2013). Guidance for industry alzheimer's disease: Developing drugs for the treatment of early stage disease. https://www.fda.gov/downloads/drugs/guidancecomplianceregulatoryinformation/guidances/ucm338287.pdf. Zugegriffen: 4. Dez. 2017.

Friede, T., & Kieser, M. (2006). Sample size recalculation in internal pilot study designs. *Biometrical Journal, 48,* 537–555.

Friede, T., & Kieser, M. (2011). Blinded sample size recalculation for clinical trials with normal data and baseline adjusted analysis. *Pharmaceutical Statistics, 10,* 8–13.

Frison, L., & Pocock, S. J. (1999). Repeated measures in clinical trials: Analysis using mean summary statistics and its implications for design. *Statistics in Medicine, 11,* 1685–1704.

Guenther, W. C. (1981). Sample size formulas for normal theory t-tests. *American Statistician, 35,* 243–244.

Hauschke, D., Steinijans, V., & Pigeot, I. (2007). *Bioequivalence studies in drug development.* Chichester: Wiley.

Horn, M., & Vollandt, R. (2001). A manual for the determination of sample sizes for multiple comparisons – Formulas and tables. *Informatik, Biometrie und Epidemiologie in Medizin und Biologie, 32,* 1–28.

International Conference on Harmonisation of Technical Requirements for Registration of Pharmaceuticals for Human Use (ICH). (1998). Topic E9: Statistical principles for clinical trials. European agency for the evaluation of medicinal products. http://www.ich.

org/fileadmin/Public_Web_Site/ICH_Products/Guidelines/Efficacy/E9/Step4/E9_Guideline.pdf. Zugegriffen: 4. Dez. 2017.

Irwin, J. O. (1935). Tests of significance for differences between percentages based on small numbers. *Metron, 12*, 83–94.

Jaeschke, R., Singer, J., & Guyatt, G. H. (1989). Measurement of health status: Ascertaining the minimal clinically important difference. *Controlled Clinical Trials, 10*, 407–415.

Jankovic, J., Watts, R. L., Martin, W., & Boroojerdi, B. (2007). Transdermal Rotigotine. *Archives of Neurology, 64*, 676–682.

Kieser, M., & Friede, T. (2007). Planning and analysis of three-arm non-inferiority trials with binary endpoints. *Statistics in Medicine, 26*, 253–273.

King, M. T. (1996). The interpretation of scores from the EORTC quality of life questionnaire QLQ-C30. *Quality of Life Research, 5*, 555–567.

Lachin, J. M. (1977). Sample size determinations for r × c comparative trials. *Biometrics, 33*, 315–324.

Lydersen, S., Fagerland, M. W., & Laake, P. (2009). Recommended tests for association in 2 × 2 tables. *Statistics in Medicine, 28*, 1159–1175.

Maringwa, J. T., Quinten, C., King, M., Ringash, J., Osoba, D., Coens, C., Martinelli, F., Vercauteren, J., Cleeland, C. S., Flechtner, H., Gotay, C., Greimel, E., Taphoorn, M. J., Reeve, B. B., Schmucker-Von Koch, J., Weis, J., Smit, E. F., van Meerbeeck, J. P., & Bottomley, A. (on behalf of the EORTC PROBE project and the Lung Cancer Group) (2011). Minimal important differences for interpreting health-related quality of life scores from the EORTC QLQ-C30 in lung cancer patients participating in randomized clinical trials. *Supportive Care in Cancer, 19*, 1753–1760.

Ng, H. K. T., & Tang, M.-L. (2005). Testing the equality of two poisson means using the rate ratio. *Statistics in Medicine, 24*, 955–965.

Osoba, D., Rodrigues, G., Myles, J., Zee, B., & Pater, J. (1998). Interpreting the significance of changes in health-related quality-of-life scores. *Journal of Clinical Oncology, 16*, 139–144.

Pigeot, I., Schäfer, J., Röhmel, J., & Hauschke, D. (2003). Assessing non-inferiority of a new treatment in a three-arm clinical trial including a placebo. *Statistics in Medicine, 22*, 883–899.

Posten, H. O. (1978). The robustness of the two-sample *t*-test over the Pearson system. *Journal of Statistical Computation and Simulation, 6*, 295–311.

Proschan, M. A. (2005). Two-stage sample size re-estimation based on a nuisance parameter: A review. *Journal of Biopharmaceutical Statistics, 15*, 559–574.

Proschan, M. A., Liu, Q., & Hunsberger, S. (2003). Practical midcourse sample size modification in clinical trials. *Controlled Clinical Trials, 24*, 4–15.

Rankin, J. (1957). Cerebral vascular accidents in patients over the age of 60: II. Prognosis. *Scottish Medical Journal, 2*, 200–215.

Roebruck, P., & Kühn, A. (1995). Comparison of tests and sample size formulae for proving therapeutic equivalence based on the difference of binomial probabilities. *Statistics in Medicine, 14*, 1583–1594.

Schouten, H. J. A. (1999). Sample size formula with a continuous outcome for unequal group sizes and unequal variances. *Statistics in Medicine, 18*, 87–91.

Senn, S., & Bretz, F. (2007). Power and sample size when multiple endpoints are considered. *Pharmaceutical Statistics, 6*, 161–170.

Sozu, T., Sugimoto, T., Hamasaki, T., & Evans, S. R. (2015). *Sample size determination in clinical trials with multiple endpoints*. New York: Springer.

Varga, Z., Tsang, Y. C., & Singer, J. (2017). A simple procedure to estimate the optimal sample size in case of conjunctive coprimary endpoints. *Biometrical Journal, 59*, 626–635.

Wassmer, G., & Brannath, W. (2016). *Group sequential and confirmatory adaptive designs in clinical trials*. New York: Springer.

Wellek, S. (2015). Nearly exact sample size calculation for powerful non-randomized tests for differences between binomial proportions. *Statistica Neerlandica, 69*, 358–373.

Whitehead, J. (1993). Sample size calculations for ordered categorical data. *Statistics in Medicine, 12*, 2257–2271.

Wittes, J. (2002). Sample size calculations for randomized controlled trials. *Epidemiologic Reviews, 24*, 39–53.

Printed in the United States
By Bookmasters